新版
公衆衛生学
実験・実習

角野　猛
岸本　満
編著

青地　克頼
伊藤　央奈
伊藤　勇貴
近藤　浩代
須崎　尚
林原　好美
細田　晃文
共著

建帛社
KENPAKUSHA

まえがき

本書の初版は2011（平成23）年に発行された（角野猛・須崎尚編著）。おかげさまで多くの大学等でお使いいただき，版を重ねてきたが，内容を改めることなく十年余が経過した。この間，公衆衛生の枠組みや制度に大きな変化はないものの，管理栄養士国家試験出題基準（ガイドライン）は改定を重ね，環境に関するあらゆる規格基準も見直されている。また，社会や健康に関する統計も日々更新されており，こうした状況に対応するため，公衆衛生に関する実験・実習に携わる新たな執筆者を迎えつつ，最新の知見を盛り込んだ形で，本書を「新版」として発行することとした。

管理栄養士の国家試験における公衆衛生学関連の出題範囲は，「社会・環境と健康」という領域である。その内訳は，「社会と健康」「環境と健康」「健康，疾病，行動に関わる統計資料」「健康状態・疾病の測定と評価」「生活習慣（ライフスタイル）の現状と対策」「主要疾患の疫学と予防対策」「保健・医療・福祉の制度」までの７つの大項目になっている。なお，同国家試験の「社会・環境と健康」の分野での出題数は，現行ガイドラインでは16題である。

第36回管理栄養士国家試験（令和４年２月27日実施）の「社会・環境と健康」の分野における出題内容は，「減塩教室におけるPDCA」「WHOの社会的決定要因の内容」「水道法に基づく上水道の水質基準」「ある年のＡ地域とＢ地域の死亡の状況における両地域の比較」「疫学研究の方法に関する説明と名称の組み合わせ」「スクリーニングテストの陽性反応的中度」「健康づくりのための身体活動基準2013の内容」「喫煙」「がん（悪性新生物）」「循環器疾患」「高齢者の健康および骨・関節疾患」「地域保健」「医療計画」「介護保険制度」「母子保健」「保健統計指標と調査名の組合せ」のそれぞれに関する16問であった。筆者をはじめ多くの方々は，公衆衛生学の講義を進めるにあたり，これらの出題内容を意識して，時には演習的な内容を取り入れて対応しているものの，それには時間数の観点から徹底した教育が困難であると感じているのではないだろうか。

公衆衛生学としての講義科目は，管理栄養士，栄養士養成施設では半期２単位と設定していることが多い。これだけでは，上記の内容を全て網羅して学生に教えることはきわめて難しい。そのため，公衆衛生的な実験，実習を授業科目に取り入れている管理栄養士，栄養士養成施設は多くはない。しかし，公衆衛生を理解させるには，実験，実習が必要という意見が多い。

今般の新版にあたっても従来と同様に，管理栄養士，栄養士養成施設の公衆衛生学担当者の中で，理論とともにそれを実証するための実験・実習科目を必要と認識する者達が集い，空気，温熱，上水道，下水道などや，人口動態における各種統計計算，疫学関連におけるコホート研究，症例対照研究，さらには，スクリーニングにおける特異度の計算などを理解しやすくする参考書の作成に取り組んだ。

管理栄養士，栄養士課程を修了した学生たちの就職方面には多様性があり，管理栄養士，栄養士の職以外に，それらの資格を生かした食品会社の品質管理関連，環境関連企業などの実験に従事するなど，今後もますます広がりをみせようとしている。こうした点をふまえ，本書はそのような職場でも生かせる内容とした。したがって，環境衛生的な実験，生理学的な実験，化学的な分析実験，栄養学的な実験，統計・疫学的な実習など，様々な分野を含んでいるが，それらを平易に解説し，取り組める実験・実習内容とした。なお，一部の実験・実習には高度の技術や高額な機器が必要な場合があるが，本書を活用する担当者のお考えにより，取捨選択していただきたい。

本書は管理栄養士，栄養士などを専攻する栄養系，食品系の学部，学科を対象としているが，看護系，環境系の学部，学科，さらに，衛生検査などの研究者，技術者などにご活用いただければ幸いである。版を改めるにあたっては，内容を精査したが，それでもなお不備な点があれば，ご意見・ご叱正をいただき，今後さらに改めさせていただきたい。

終わりに，本書の刊行にあたってご便宜を頂いた建帛社の各位に対して厚くお礼申し上げる。

2022年４月

編著者　角野　猛・岸本　満

目　次

第3章　環 境 衛 生

第4章　身体組成の測定及び生理学実習

第1章　保健統計

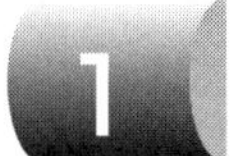

統計の基礎

1 データの種類

私たちが扱う様々なデータには種類があり，分析したり，まとめたりするためには，データそのものの種類と特徴を理解しておく必要がある（表1－1）。

表1－1 データの種類と特徴

種　類		特　徴	例
質的データ	名義尺度	区別することが目的で順番には意味がない	はい・いいえ
	順序尺度	区別に加えて順序がある	－・±・＋
量的データ	間隔尺度	足し算，引き算のみが可能	温度
	比尺度	足し算，引き算に加えてかけ算，割り算が可能	身長・体重

大きく分類すると数値として測定できない質的データ（男性，女性，好き，嫌いなど）と，数値として測定できる量的データ（身長，体重，人数など）がある。それぞれをさらに詳しく見ると以下のようになる。

（1）質的データ（カテゴリーデータ）

名義尺度：区別だけを行うもので，順番に意味はない。例えば（男性・女性）あるいは（はい・いいえ），のような場合が該当する。

順序尺度：区別に加えて，その区別に順番がつくもの（よい・どちらでもない・悪い）。あるいは（優・良・可・不可）のような場合である。名義尺度より順序の分だけ情報量が多く，大きさの比較が可能となる。

（2）量的データ

間隔尺度：順序に加え，その差（間隔）が明確な意味を持つ場合であり，足し算や引き算が可能であるが，かけ算や割り算はできない。間隔が等しいことが条件である。例えば通常摂氏０度という場合，０度は温度がないことを意味しているわけではなく，便宜的に決められているに過ぎない。摂氏20度と10度を比較して，10度上昇したというのは意味があるが，10度から倍に上昇したと表現するのには意味がない。

比 尺 度：差に加え比にも意味を持つ場合であり，足し算，引き算に加え，かけ算や割り算が可能で計算上何の制約も受けない。絶対０点を持ち，値が０の時は，その対象がないことを意味する。体重20kgと40kgを比較して，20kg増加したと表現することも，20kgの倍になったと表現することも可能である。

演習1－1

次のデータはそれぞれどのような性質を持ったデータか。

①年号（　　　　　）　②血圧（　　　　　）

③剣道の段位（　　　　　）　④血液型（　　　　　）

2 データの記述

様々な量的なデータの場合，そのデータから何を読み取るかということが，データを収集する目的である。つまりデータを把握する必要がある。そのためには度数分布表とヒストグラムが使われる。

度数分布表とは，データの起こりうる範囲を決めて，その範囲内に存在するデータの数を表にしたものである。この範囲のことを階級といい，その階級に存在するデータの数を度数という。また，階級ごとの度数を累計したものが累積度数であり，比率を累計したものが累積比率である。

演習1－2

4人の身長のデータがある。このデータがどのような分布をしているか，表1－2の度数表を用いて把握してみよう。

Aの身長：155cm　Bの身長：168cm　Cの身長：172cm　Dの身長：161cm

量的データの場合の度数表は，階級値を設定し，表1－2のように作成する。

表1－2　度数表

階　級（cm）	度数（人数）	比率（%）	累積度数	累積比率（%）
150以上～160未満	1			
160以上～170未満	2			
170以上～180未満	1			

階級の数は少なすぎても，多すぎても見にくいので，適当な数を設定する必要がある。階級の数の目安はだいたい表1－3のとおりである。

表1－3　階級の目安

データの数	20	40	80	150	300	500	1000	2000
階級の数	5	6	7	8	9	10	11	12

演習1－3

次に，視覚的にわかりやすくするために，演習1－2で作成した度数表から，ヒストグラムを作成してみよう。ヒストグラムはデータの度数分布を，縦軸に度数，横軸に階級をとった棒グラフ状のグラフである。棒グラフと異なり階級間を連続した形で表すのが特徴である。データを把握する上で基本的なグラフである。人口ピラミッドもヒストグラムの1つである。様々なデータをヒストグラムにして表現すると，様々な形があることがわかる（図1－1）。

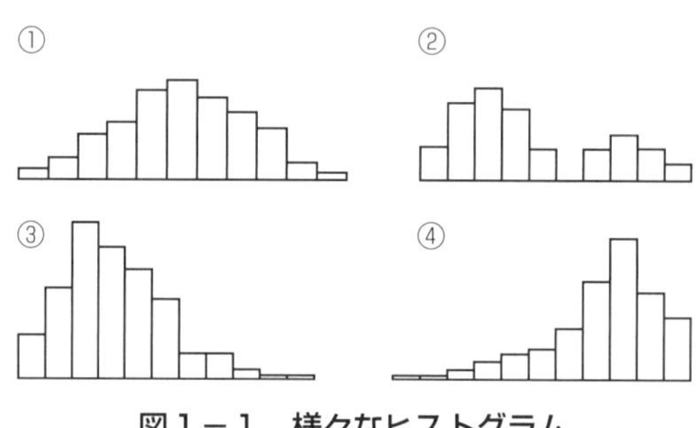

図1－1　様々なヒストグラム

②は異なる集団が存在している可能性がある。

以上のようにヒストグラムには様々なものがあるが，それぞれの特徴があり，データの性質を読み取る上で，分布の形を視覚的に確認することは重要である。

3 データの代表値（量的データの場合）

量的なデータの場合，たくさんのデータを1つの数値で表そうとした場合に用いられるのが，代表値であり，平均値，中央値，最頻値が用いられる。

（1）平均値（mean）

データの数値を加算しデータの数で割った値。データの重心を表している。

（2）中央値（median）

データを小さい順に並べて，その真ん中を示す値。50%点。データの数が偶数の場合は，中央の2つのデータの平均値を用いる。

（3）最頻値（mode）

データの中で，最も頻度（例数）が多い値。最頻値が存在しない場合や複数存在する場合があることなどから，最頻値のみを代表値として使用することはあまりない。

様々なヒストグラムで確認したように，代表値を平均値で表すことに意味のないことも多い。大切なことは分布の形を確認して，平均値に意味があるのか，また中央値の方が代表値として適切なのかを判断することである（図1－2，1－3，1－4，1－5）。

演習1－4

演習1－2の身長のデータの場合の平均値，中央値を求めてみよう。

それぞれの代表値には特徴があるが，最もよく用いられるのは，平均値である。しかし，図1－2，図1－3で示したように外れ値があると，平均値はその影響をもっとも受けやすい値となる。平均値を用いる場合は分布がある程度左右対称，つまり正規分布に近い時に意味を持つ。例えば，どのような年代の人がよくレストランを利用しているかを知りたいときに，レストランを利用している人たちに家族が多い場合，その年齢を平均しても意味がない。

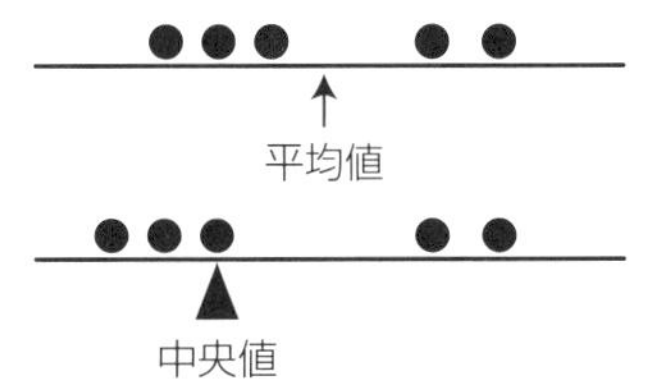

図1－2　平均値と中央値

平均値は重心に当たる。中央値は左右のデータの数が同じ。

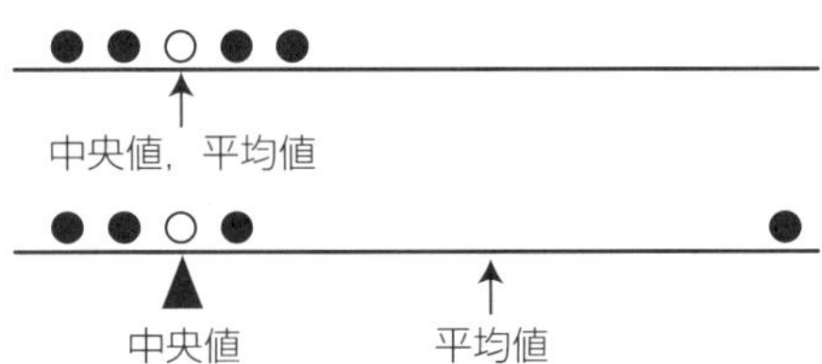

図1－3　外れ値と平均値，中央値

平均値は外れ値があると中央値より影響を受けやすい。

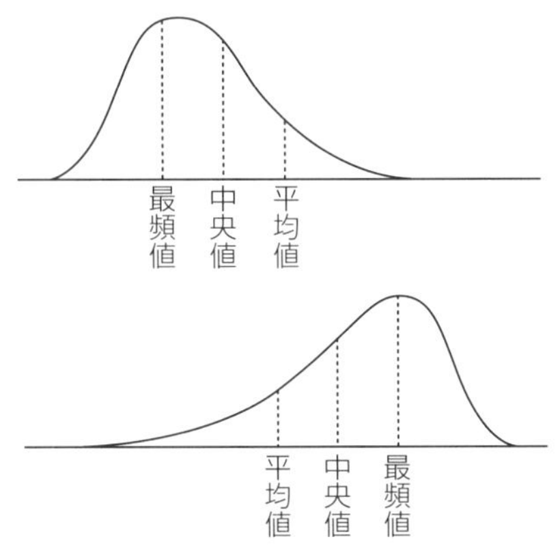

図1－4　分布の形状による平均値，中央値，最頻値の関係

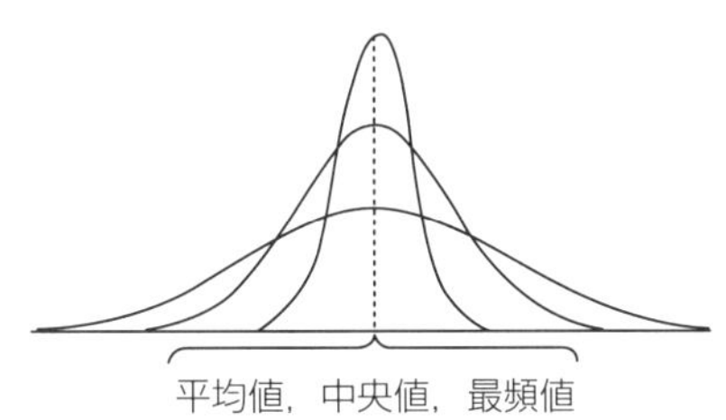

図1－5　左右対称の分布の場合の平均値，中央値，最頻値

4 データのばらつきの記述

代表値は集団を代表する値であるが，ばらつきは個々のデータが代表値を中心にどの程度ばらついているかを表すものである。

（1）範囲（range）

最大値から最小値を引いたもの。この区間幅の中に全データが含まれる。

演習1－5

演習1－2の身長のデータの場合の範囲を求めてみよう。

(2) 四分位数と四分位範囲

データのばらつきが非対称であったり，外れ値が存在するような場合，中央値を中心とした四分位数，四分位範囲で示す方法がある（図1－6，1－7）。

データを小さい順に並べて，4等分する3つの値で，小さい順から第1四分位数(25%点)，第2四分位数（50%点，中央値），第3四分位数（75%点）という。

第1四分位数以下のデータは全体の25%にあたり，下から25パーセンタイル値ともいう。これを視覚的に表したのが箱ひげ図である。四分位範囲とは75%点から25%点を引いたものである。

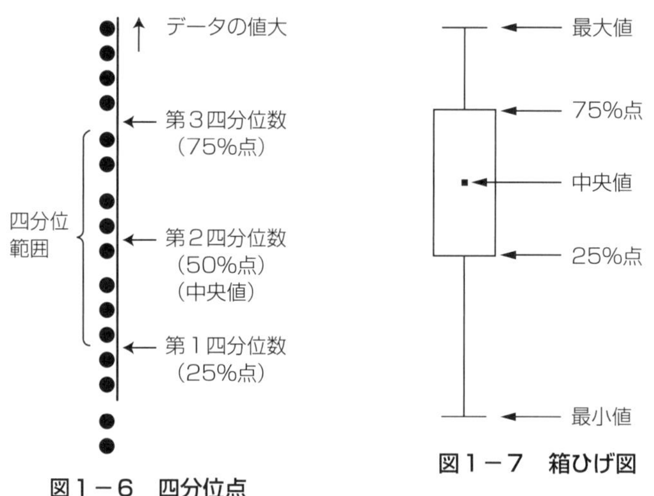

図1－6　四分位点

図1－7　箱ひげ図

演習1－6

演習1－2の身長のデータの場合の四分位範囲を求めてみよう。

(3) 標準偏差（standard deviation）

分布の形が左右対称で，平均値，中央値，最頻値が一致しているものを正規分布というが，同じ正規分布でも裾野が広がって平らになっている場合と，そうでない場合がある。その分布の形と大きさを表す方法として分散，標準偏差が用いられる。

個々のデータと平均値との差を偏差という（図1－8）。偏差の合計がばらつきの大きさを示すが，必ず0になるので，この値を2乗したものを合計し，データの数で割ったものが，分散である。データが母集団から抽出されたものの場合，データの数から1を引いたもので割る。これを不偏分散という。不偏分散は，母分散の推定値となる。標準偏差は，分散の平方根である。

コラム：変動係数

標準偏差は各分布のばらつきを比較できるが，平均値が大きく異なる場合や単位が異なる分布の比較では適切でない。そこで，標準偏差を平均値と比較することでばらつきを相対的に評価する方法がある。これが変動係数である。一般に%で表される。

変動係数＝標準偏差／平均値

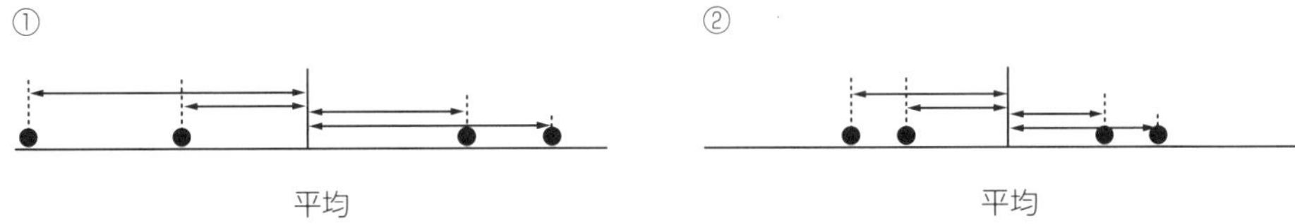

図1－8　偏差と平均値からの距離

①は，ばらつきが大きいデータ：平均値からの距離が長い。
②は，ばらつきが小さいデータ：平均値からの距離が短い。

演習1－7

表1－4を用い，演習1－2の身長のデータの分散と標準偏差を求めてみよう。

表1－4

	身長（cm）	偏差（各データ－平均値）	偏差平方（偏差の2乗）
A	155	155－164＝－9	81
B	168		
C	172		
D	161		
計	656		

平均値：656/4＝164

（4）正規分布と標準正規分布

平均値が分布の中央に位置し，分布の形が左右対称形になっている分布を正規分布という（図1－9）。正規分布は平均値と標準偏差で表される。平均値と標準偏差は無数に存在するので，正規分布そのものも無数に存在する。正規分布は，N（μ，σ^2）で表す。Nはnormal distributionから，μは平均値，σは標準偏差である。また，正規分布は，平均値±標準偏差の中に全体の約68％が含まれることがわかっている分布である（図1－10）。

さて，ある大学生の集団の体重と身長はほぼ正規分布をするとしよう。体重と身長ではそれぞれの平均値は数値も単位も異なる。そこで分布の中心が0になるように，この大学生たちの全ての身長のデータからその平均値を引き，全ての体重から体重の平均値を引く。さらに単位やばらつきについても調整するために，全てのデータから平均値を引いた値を標準偏差で割る。この意味は標準偏差の何倍かという数を表すことになり，このように平均値を引いて，標準偏差で割ったデータの分布は全て，平均値が0，標準偏差が1の正規分布になる。これを標準正規分布という。

コラム：偏　差　値

標準化は偏差値にも使われている。$\frac{\text{データの値}-\text{平均値}}{\text{標準偏差}}$を標準得点とすれば，偏差値とは標準得点の値を10倍して50点を足した値である。つまり，全体の平均点が50点，標準偏差が10点になるように変換した値である。

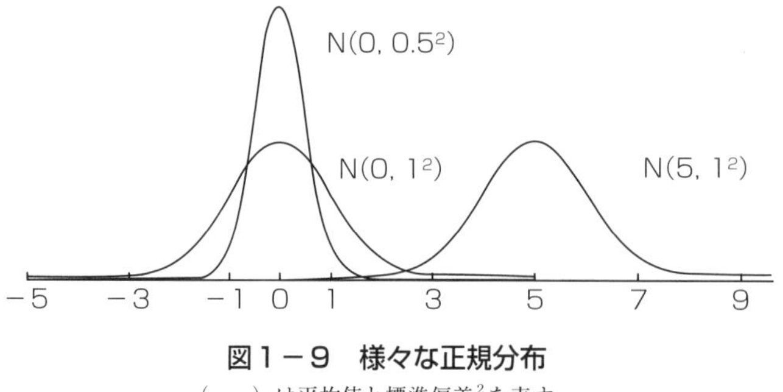

図1－9　様々な正規分布

（　　）は平均値と標準偏差²を表す。

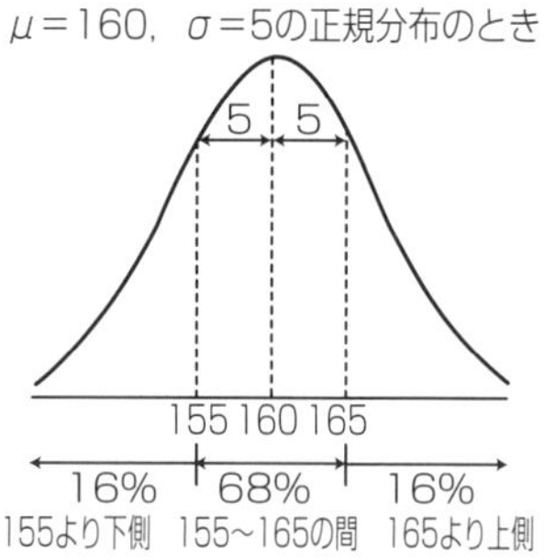

μ＝160，σ＝5の正規分布のとき

5　5

155 160 165

16%　68%　16%

155より下側　155～165の間　165より上側

図1－10　正規分布における確率分布値，中央値

平均値とその付近に出現する頻度が最も高く平均値を中心に±標準偏差の中に全体の68%が出現する。

正規分布は無数に存在するが，標準化した正規分布は1つしか存在しない。

標準正規分布で重要な点は，0を平均値として，平均値±1×標準偏差の範囲にデータの約68%が，平均値±2×標準偏差の範囲にデータの約95%が，平均値±3×標準偏差の範囲にデータの約99%が含まれる性質を持った分布であるということである（図1－11）。標準正規分布表が存在し，確率の計算がされて表になっている（p.34，付表1）。

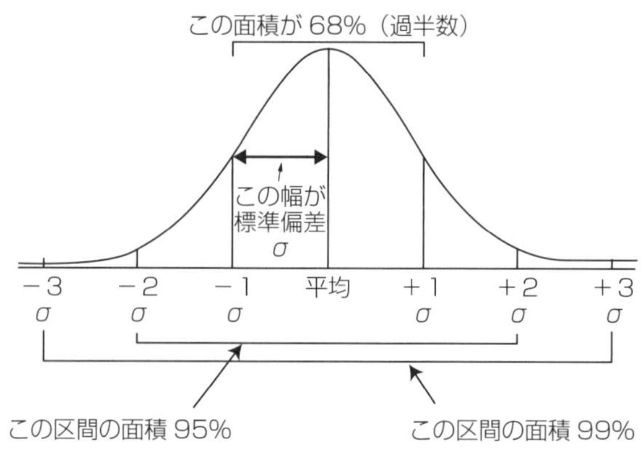

図1－11　標準正規分布の確率分布

$\frac{\chi - \mu}{\sigma}$をzとし（z変換という），このような変換をすることを標準化するという（図1－12，1－13）。

演習1－8

N（160，5^2）の分布の場合の変数χ（χ＝150のとき及びχ＝170）を標準化してみよう。

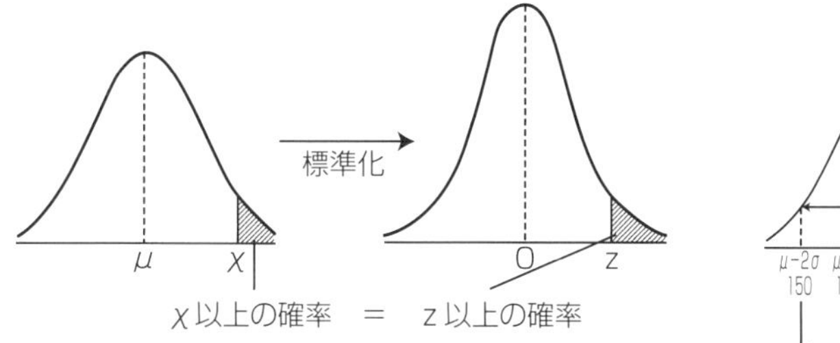

図１－12　正規分布のχ以上の確率は標準正規分布のZ以上の確率と同じ

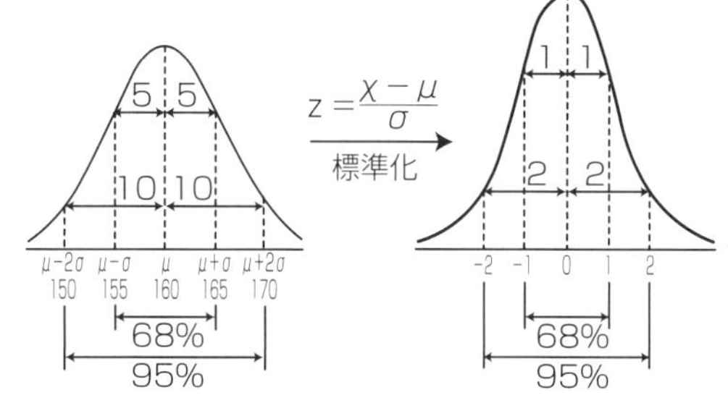

図１－13　標準化の意味

5 相関と回帰

(1) 相　　関

量的データで２変量（変数が２つ）の場合，一方のデータの値が大きくなると，もう一方のデータの値も大きくなる，あるいは小さくなるという直線的な関係が見られるとき，この関係を相関という。この場合も視覚的に確認することが大切で，それぞれのデータから散布図を作成する。散布図はこれらのデータのばらつきを見るためのχ yのグラフである。

図１－14のようにχの値が大きくなるとyも大きくなる関係を正の相関があるといい，yの値が小さくなる関係を負の相関があるという。完全な正の関係があるとき相関係数は１となり，完全な負の関係があるときは－１となる。

散布図を見るときには，直線以外の関連が見られるか，外れ値はないか，グループは存在するか等に注意する必要がある（図１－15，１－16，１－17）。

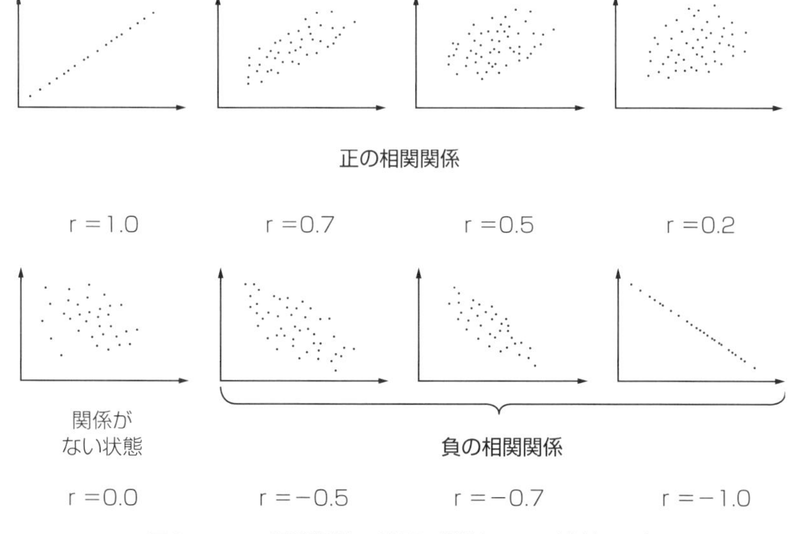

図１－14　相関係数の強弱（縦軸＝y，横軸＝χ）

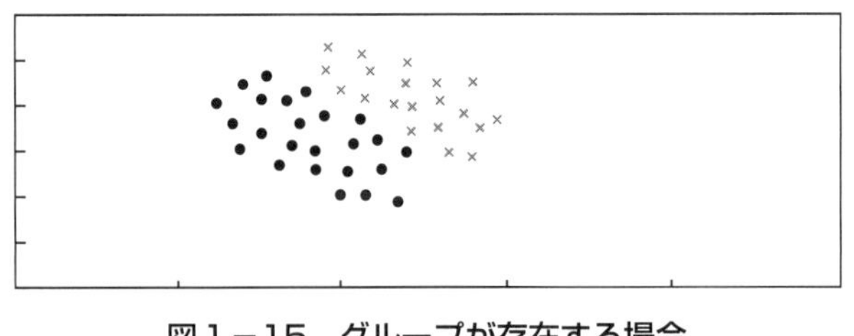

図1－15 グループが存在する場合

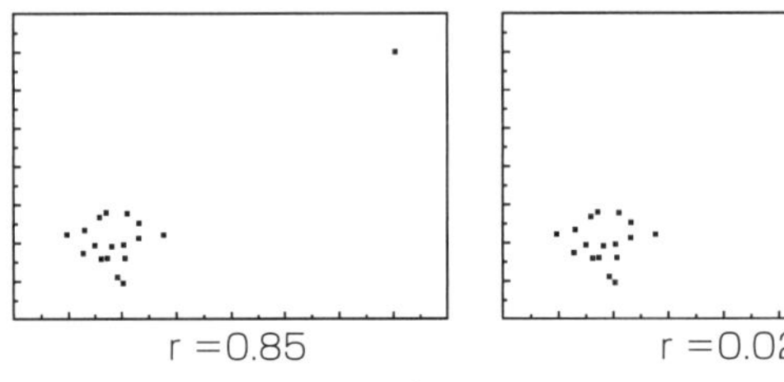

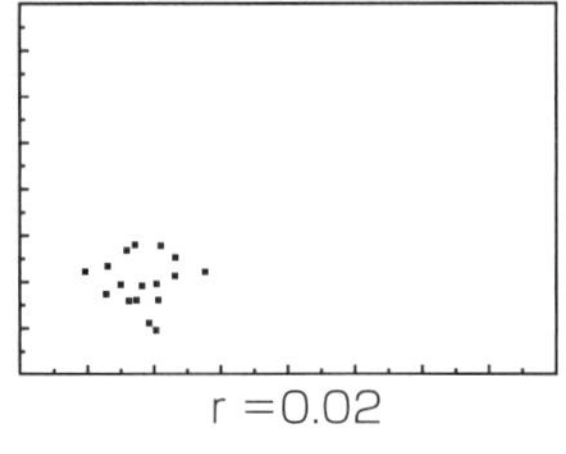

図1－16 外れ値が存在する場合

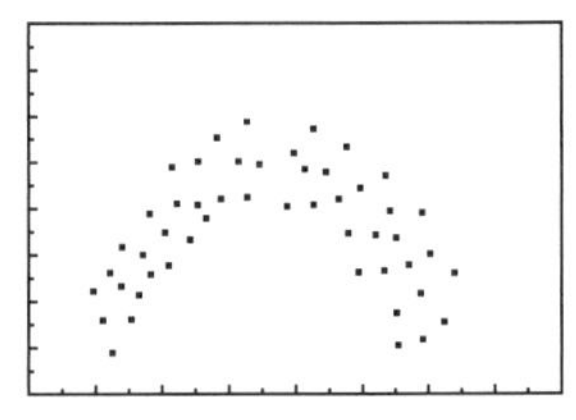

図1－17 直線関係以外の関係が存在する

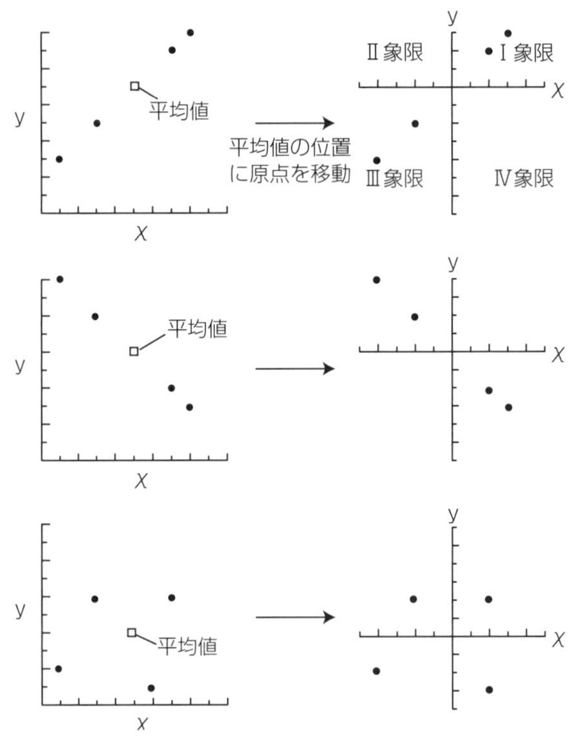

図1－18 平均点を原点移動したときのグラフ上の分布

相関係数には，関係の強さと符号の情報が含まれる。χyの座標軸を第Ⅰ象限，第Ⅱ象限，第Ⅲ象限，第Ⅳ象限と分けると，χの平均値からのχの偏差と，yの平均値からのyの偏差の積を考えた場合，ともに正または負の値をとると第Ⅰ象限と第Ⅲ象限に集まり，一方が正，他方が負になると，その積は結果的に負となり，第Ⅱ象限と第Ⅳ象限に集まることになる（図1－18，表1－5）。

表1－5　各象限とχyの符号

象　限	χの符号	yの符号	χyの符号
Ⅰ	＋	＋	＋
Ⅱ	－	＋	－
Ⅲ	－	－	＋
Ⅳ	＋	－	－

また，相関の強さを表す場合，χの平均値からのχの偏差と，yの平均値からのyの偏差の積の合計（共分散）が大きいほど，相関は強くなるが，データの数の影響，単位の影響等を取り除くため，χyそれぞれの標準偏差で割った値が相関係数である。相関係数rは次の式で定義される。

$$r = \frac{(\chi_1-\overline{\chi})(y_1-\overline{y})+\cdots+(\chi_n-\overline{\chi})(y_n-\overline{y})}{\sqrt{(\chi_1-\overline{\chi})^2+\cdots+(\chi_n-\overline{\chi})^2}\sqrt{(y_1-\overline{y})^2+\cdots+(y_n-\overline{y})^2}}$$

（2）回　　帰

2つの量的変数に相関関係があるときに相関係数を直線で代表させた「回帰式」を使い，ある変数の値を他の変数によって予測するのが回帰分析である。1次式を$y = a + b\chi$で表すとき，予測したい変数yを目的変数，または従属変数といい，予測に使う変数χを説明変数，または独立変数という　回帰直線は各点からの長さ（残差）の2乗和を最小にする，最小2乗法によって求められる（図1－19）。

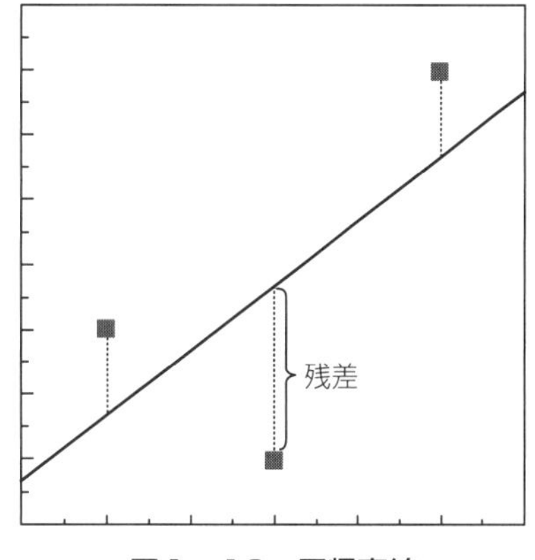

図1－19　回帰直線

6　推定と検定

ある大学の大学生の平均身長から，日本の大学生の平均身長を求めたいとき（日本中の大学生の身長を測定することはできないので，抽出された学生の身長を測定することになる），実際に測定した大学生を標本，日本の大学生全体を母集団という。通常私たちの調査研究では，標本を測定し母集団の推定をすることを行う。ただし標本が母集団を代表していることが重要である。統計的な推定や検定を理解するためには標本がどのような分布をするのかを理解することが必要である。

（1）標 本 分 布

母集団（平均値μ，標準偏差σ）からn個のデータを取り出し平均値χを求める作業を無数回繰り返したとき，$\overline{\chi}$の分布は次のような性質を持つ。

「nが十分大きければ（母集団が正規分布していなくても）$\overline{\chi}$の標本分布は平均μ，標準偏差は$\sigma/\sqrt{n}$の正規分布をする」（母集団が正規分布していればnに関係なく$\overline{\chi}$は正規分布する）。これは中心極限定理といわれ，重要な定理である（図1－20）。

平均値$\overline{\chi}$の標準偏差$\sigma/\sqrt{n}$を標準誤差（S.E）という。

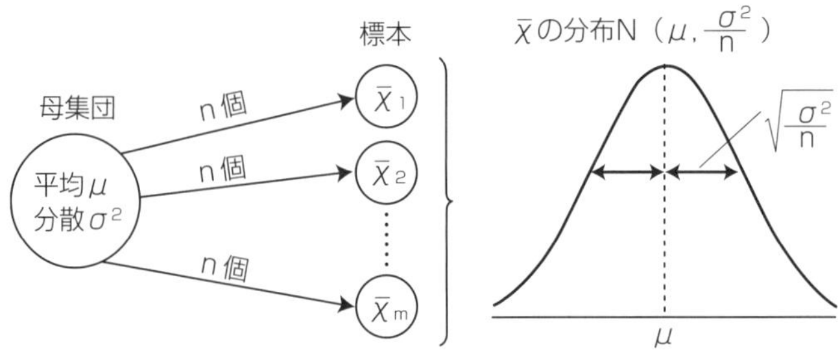

図1－20　中心極限定理

演習1－9

中心極限定理の確認：シュハートのノーマルチップスの実験

表1－6のような998枚のチップを作ると，これらの分布は平均30，標準偏差10の正規分布になる。これが母集団である。このチップを大きな袋に入れ，よくかき混ぜて1枚取り出し，記録する。その1枚を袋に戻し，同じように1枚取り出し記録する。これらの作業を繰り返し5枚のチップを抽出し，その平均値を記録する。この作業を70回から100回繰り返し，平均値の分布を調べてみよう。

表1－6　チップの例

番号	枚数	番号	枚数	番号	枚数	番号	枚数	番号	枚数
0	1	13	9	26	37	39	27	52	4
1	1	14	11	27	38	40	24	53	3
2	1	15	13	28	39	41	22	54	2
3	1	16	15	29	40	42	19	55	2
4	1	17	17	30	40	43	17	56	1
5	2	18	19	31	40	44	15	57	1
6	2	19	22	32	39	45	13	58	1
7	3	20	24	33	38	46	11	59	1
8	4	21	27	34	37	47	9	60	1
9	4	22	29	35	35	48	8		
10	5	23	31	36	33	49	7		
11	7	24	33	37	31	50	5		
12	8	25	35	38	29	51	4		

（2）統計的推定

標本から母集団の平均値を推定する場合，1つの点で推定するのを点推定といい，標本から得られた平均値を母集団の平均値と考える方法である。しかし，標本の平均値はばらつくことから，1つの点で推定するよりも，ある一定の幅を持たせて，推定誤差を含めてこの辺であろうという区間で示す方法がある。これを区間推定という。

正規分布の確率を利用して，母平均が含まれる範囲を$\overline{x}$を中心として示した区間を信頼区間といい，通常95%の信頼区間が用いられる。

先の標準正規分布から，$\overline{\chi}$の分布で標本平均から±S.E.（標準誤差）の範囲に母平均は68%の確率で入ることになる。同様に$\overline{\chi}$ ± 2 S.E.の範囲には95%，$\overline{\chi}$ ± 3 S.E.の範囲には99%となる。区間推定の考え方は次のとおりである。図1－21のように，

① 正規分布であってもなくても母集団から抽出した標本の平均値$\overline{\chi}$の分布は，標本が十分大きければ平均値μ，標準偏差$\sigma/\sqrt{n}$になる。

② 標本平均$\overline{\chi}$を標準化した $z = \dfrac{\overline{\chi} - \mu}{\sigma/\sqrt{n}}$ の分布は標準正規分布になる。

③ zの分布は平均値0，標準偏差1の分布となる。

④ 標準正規分布で，－zからzの間の確率が95%となるzの値は，標準正規分布表から－1.960と＋1.960ということがわかっている。

したがって95%の確率で，

$$-1.96 \leqq \frac{\overline{\chi} - \mu}{\sigma/\sqrt{n}} \leqq 1.96$$ となり，

変形すると，95%の確率で

$$\overline{\chi} - 1.96\frac{\sigma}{\sqrt{n}} \leqq \mu \leqq \overline{\chi} + 1.96\frac{\sigma}{\sqrt{n}}$$

となる（図1－22）。

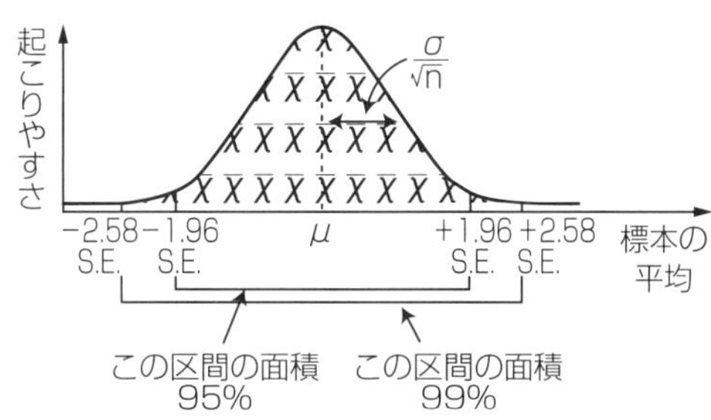

図1－21 区間推定（χが出現する確率）

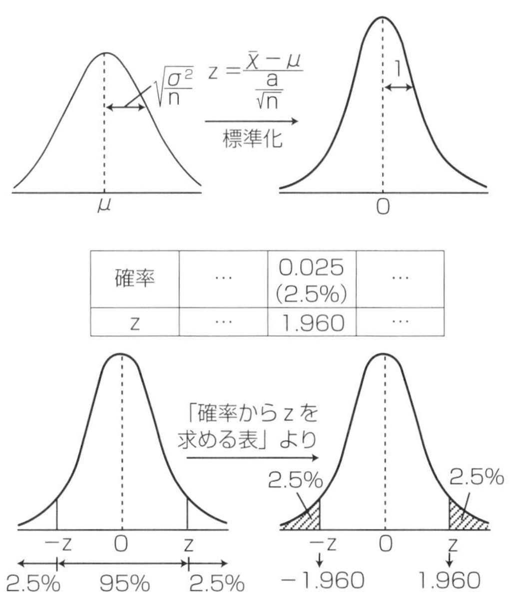

確率	…	0.025 (2.5%)	…
z	…	1.960	…

図1－22 zの値と確率分布

演習1－10

ある会社の定期健康診断で，無作為に抽出した100人の収縮期血圧の値を調べたところ，平均は120mmHgであった。全体の平均収縮期血圧を95％の信頼係数で信頼区間を推定してみよう。この会社の収縮期血圧の標準偏差は20mmHgであることがわかっているとする。

さて，以上は$\overline{\chi}$とnとσがわかっているという前提で話を進めてきたが，母集団の標準偏差σはわからないことが普通である。そこで標本の標準偏差sをσの代わりに使用，標準化すると$\dfrac{\overline{\chi}-\mu}{s/\sqrt{n}}$になり，この値がtとして定義される。

ここで，sを求める場合，不偏分散としてn－1で割って求めることに注意する必要がある。n－1を自由度という。

コラム：自　由　度

標本である場合平均値の計算が行われる。その平均値の算出によって残りの1つのデータの自由度がなくなるという概念である。

例えば60点，70点，80点の試験成績があったとすると，平均点が70点ということが算出された時点で，2人分の得点は自由に決められるが，残りの3人目の得点は自由度がなくなっている（自由度2）。平均ではなく目標点を決める場合は3人の得点を使用して計算するわけではないので3人の得点は3人とも自由である（自由度3）。

図1－23の分布をt分布といい，n（標本数）により分布の形がわずかに変わる。nが十分に大きくなれば正規分布とほとんど同じになる（図1－24，1－25）。

以上をまとめると，σがわかっている場合の母平均の区間推定は，標準正規分布表を用いて，$\overline{\chi}-z\dfrac{\sigma}{\sqrt{n}}\leqq\mu\leqq\overline{\chi}+z\dfrac{\sigma}{\sqrt{n}}$で計算し，$\sigma$がわかっていない場合（通常の場合わかっていないことの方が多い）の母平均の区間推定はt分布表（p.35，付表2）を用いて，$\overline{\chi}-t\dfrac{\sigma}{\sqrt{n}}\leqq\mu\leqq\overline{\chi}+t\dfrac{\sigma}{\sqrt{n}}$で計算ができる。通常t分布を利用する場合はnが30に満たない場合に用いられることが多い。

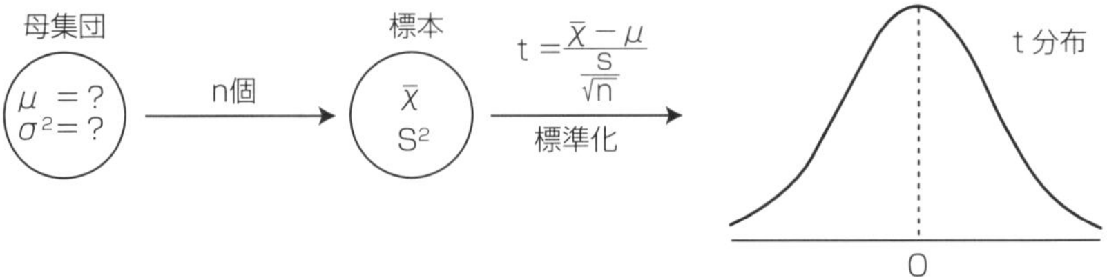

図1－23　t分布による母平均の推定

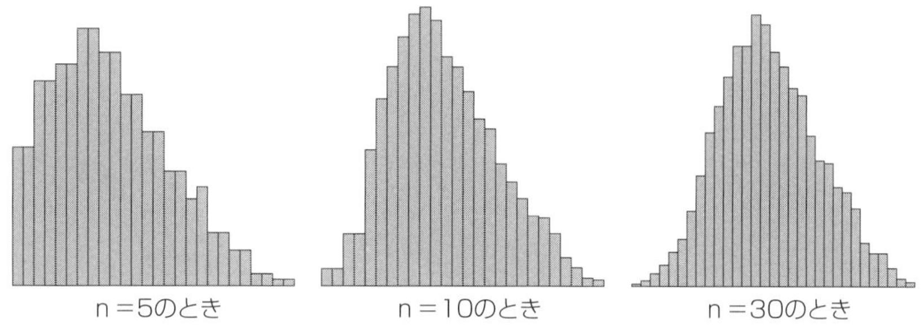

図1－24　nの数の違いによる$\overline{\chi}$の分布

nを増やすと$\overline{\chi}$の出現する分布は正規分布に近づく。

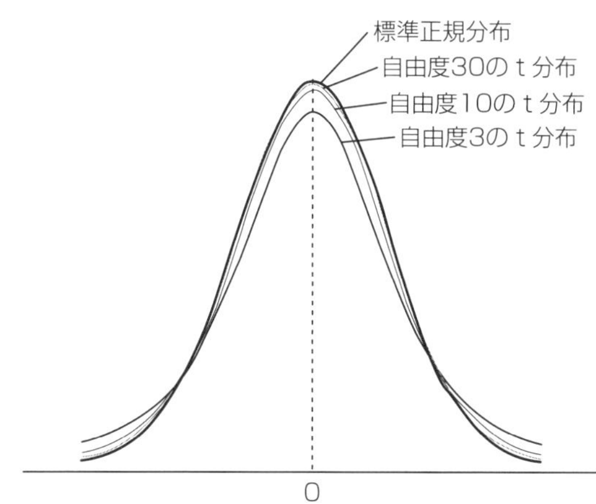

図1－25　自由度の違いによるｔ分布の形

7 量的・質的データの差の検定

（1）検　　定

標本から母集団に対しある仮説を立て，その仮説が正しいか，間違っているかを結論づける方法が検定である。例えばサイコロ投げをして偶数を出す能力に関して，超能力があるかないかを調べる方法である。

1：仮説を立てる

「超能力がない」という仮説を立てる。～がないという仮説なので，帰無（無に帰る）仮説という。ちなみに対立仮説は「超能力がある」という仮説になる。

2：実験及び帰無仮説のもとでの確率を計算する

「超能力がない」という仮説で偶数が出る確率を計算すると以下のようになる。

1回サイコロ投げをして偶数が出る確率は1/2（50％）

2回連続してサイコロ投げをして偶数が出る確率は$(1/2)^2=1/4$（25％）

3回連続してサイコロ投げをして偶数が出る確率は$(1/2)^3=1/8$（12.5％）

4回連続してサイコロ投げをして偶数が出る確率は$(1/2)^4=1/16$（6.3％）

5回連続してサイコロ投げをして偶数が出る確率は$(1/2)^5=1/32$（3.1％）

6回連続してサイコロ投げをして偶数が出る確率は$(1/2)^6=1/64$（1.6％）

3：判定する

実験の結果から，もし2回連続して偶数が出ても，その出現確率は25％だから，たまたま偶然に偶数が出た結果だと考えてもおかしくはない。つまり超能力があると判断できないことになる。しかし，6回連続して偶数が出たら，その確率は1.6％に過ぎない。これは偶然の確率と考えることはできない確率である。したがって，この場合は前提となった仮説，つまり「超能力がない」という仮説が間違っていたと考える。これを仮説を棄却するという。

では何％以下なら仮説を棄却するかというと，統計上は5％を区切りとしている。すなわち，4回連続して偶数が出ても偶然と考え，5回連続して偶数が出たら，偶然ではないと考え，帰無仮説を棄却する。つまり超能力があるという判定になる。

4：有意水準と有意確率

いま，仮説を棄却するとき，5％を区切りとし，5％以下なら仮説を棄却した。これは検定を行うときにあらかじめ定めておく確率のことで，この場合5％を有意水準（$\alpha=0.05$）という。

また，帰無仮説が正しい場合に滅多に起こらない極端なデータが得られる確率を有意確率またはp値という。つまり，p値が算出されれば，有意水準とp値を比較して帰無仮説を棄却できるかできないかが決められる。

有意確率　p値≦有意水準α・・・帰無仮説を棄却する（超能力がないという前提が間違っており超能力があると結論する）。

有意確率　p値＞有意水準α・・・帰無仮説は棄却できない（超能力がないことを否定できない，しかし，超能力があるとは結論できず，現状のデータでは超能力があることを十分立証できる根拠とならなかったという意味になる）。統計的に結論づけられるのは帰無仮説を棄却できるときのみであり，棄却できないからといって対立仮説が立証されるわけではない。

仮説を棄却するといっても，棄却する間違いは必ず起こる。5％以下なら仮説を棄却するが，間違える可能性が5％あるということである。この5％の有意水準のことを危険率ともいう。帰無仮説が正しいにもかかわらず棄却する間違い，つまり超能力がないのに，あると判断してしまう間違いを第一種の誤りという。逆に，帰無仮説が間違っているのに棄却しない間違い，つまり超能力があるのに，ないと判断してしまう間違いを第二種の誤りという。こうして誤って判断する確率が危険率である。

言い方を変えれば，5％の危険率という結果は，調査や実験を20回行ったら，判断は1回は間違っているかもしれないが，19回は間違っていないから，統計上有意であると表現することになる。

（2）t 検 定

t検定はt分布を用いた検定である。ここでは母平均がわかっている場合の標本の平均値が母平均と有意な差があるかないかの検定をしてみよう。

日本人の20～29歳の男性のBMIの平均値が22.4とする。ある地域の同年代の男性を無作為で抽出して以下の10件のデータが得られた。この地域の男性のBMIは全国平均に比べて大きいか小さいかを調べることになる。

22.6	23.0	25.1	21.0	22.5	27.0	24.0	24.9	26.5	23.9

平均24.1±1.9（平均値±標準偏差）

① 帰無仮説を設定する

この標本の平均値24.1は母平均22.4と差がない。（$\mu=22.4$）

② 検定方法の決定：ｔ検定

③ 有意水準を設定する：５％

④ データからｔ値を計算する：$t=\dfrac{\overline{\chi}-\mu}{s/\sqrt{n}}=\dfrac{24.1-22.4}{1.9/\sqrt{10}}=2.829$

⑤ 自由度10－１＝９の両側確率５％（片側確率2.5％）のｔ値をｔ分布表から読み取る：ｔ分布表（p. 35）からｔは2.262であるから，この仮説を棄却し，差があるという結論になる。

平均値の差の検定としてのｔ検定は２つの標本の平均値の間に有意な差があるかないかというケースである。この検定の考え方は，それぞれの標本のデータが同じ母集団から抽出されたものかどうかを検定することになる。同じ母集団から抽出されたものであれば，２つの標本平均値には差はないと考え，母集団が異なる場合は２つの標本平均値には差があると考える。実際には平均値の差はｔ分布することを利用し，ｔ値を計算して，ｔ分布表を基準に検定する。

母平均の推定及び検定の流れは次のようになる。

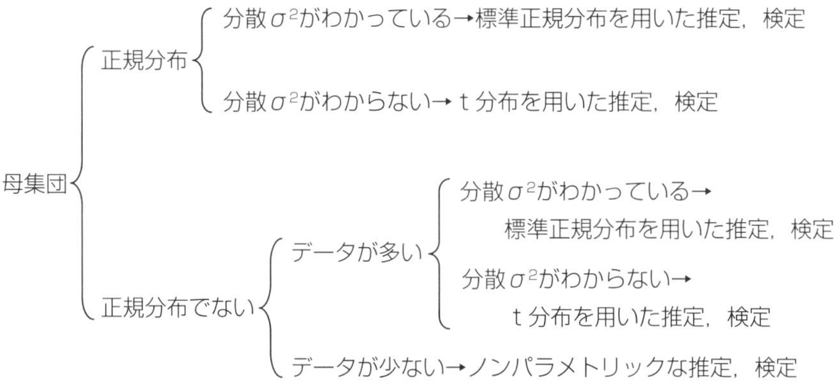

コラム：パラメトリックとノンパラメトリック

母集団が正規分布のような特定の分布をしていることを前提に分析をする手法をパラメトリック法といい，特定の分布形態を仮定しないで分析する手法をノンパラメトリック法という。名義尺度や順序尺度の場合ノンパラメトリック法を用いる。

(3) マン・ホイットニーの U 検定

マン・ホイットニー（Mann-Whitney）のU検定は，パラメトリックな検定法であるｔ検定に相当するノンパラメトリックな手法である。ここでは小標本（2つの標本のうち，大きいほうの標本サイズが20以下の場合）における検定法について述べる。

ある男女の集団に共通の試験を実施したところ，表1－7の通りの結果となった。この男女の得点の代表値（中央値）に有意な差があるかを調べることとする。

表1－7 男女別の試験得点と順位

	得点（順位）							
男子 $n_1=5$	73 (5)	80 (8.5)	65 (1)	68 (3)	67 (2)			
女子 $n_2=8$	81 (10)	69 (4)	85 (12)	74 (6)	80 (8.5)	76 (7)	92 (13)	84 (11)

※ 80点で同順位の2名には，平均順位（8＋9）／2＝8.5をつける

① 帰無仮説・対立仮説を設定する

帰無仮説H_0：2標本の代表値（中央値）には差がない。

対立仮説H_1：2標本の代表値（中央値）には差がある。

② 有意水準を設定する

両側検定5％

③ 2標本のデータからそれぞれの順位の和を計算する

R_1（男子の順位和）＝5＋8.5＋1＋3＋2＝19.5

R_2（女子の順位和）＝10＋4＋12＋6＋8.5＋7＋13＋11＝71.5

④ 検定統計量U_0を求めるため，2標本の統計量U_1とU_2を求める

$$U_1=n_1n_2+n_1(n_1+1)/2-R_1$$
$$U_2=n_1n_2+n_2(n_2+1)/2-R_2$$

$$U_1=5\times8+5(5+1)/2-19.5=35.5$$
$$U_2=5\times8+8(8+1)/2-71.5=4.5$$

⑤ U_1とU_2のうち，小さいほうである検定統計量$U_0=4.5$に対して，マン・ホイットニー検定表の棄却限界値Uは，付表3（p.36）より$n_1=5$，$n_2=8$のときの6であることから，$U_0<U$となり，帰無仮説は棄却され，男女の試験得点には差があるといえる。

なお，上記のマン・ホイットニーのU検定は，対応のない（独立した）サンプルの検定であるのに対し，ノンパラメトリック法における対応のある2標本では，ウィルコクソンの符号付順位和検定を用いることとなる。

(4) χ^2 検定

今まで量的なデータの推定や検定を中心に話を進めてきた。もう１つよく使用される検定として χ^2（カイ２乗）検定がある。これは質的データの割合のクロス表ができる場合に，これらの項目が互いに独立しているかどうかを検定する手法である。

1）χ^2分布

① １つの大きな袋の中に赤いチップと青いチップを同数ずつたくさん用意する。

② かき混ぜて無作為に100個取り出し，赤いチップと青いチップの数を数える。

③ 100個のチップを袋に戻して再びよくかき混ぜて，再度無作為に100個のチップを取り出す。

④ この操作を何度も繰り返す。

⑤ χ^2値（期待値と実測値の違いの大きさ）を計算する。

たとえば赤いチップが60個で青いチップが40個抽出されたとすると，それぞれのチップが50個ずつ抽出されるのが期待されるので，（期待値－実測値）を計算してそれを加える。

(50 − 60) + (50 − 40)
↓
常に0となるので２乗する。
↓
$(50-60)^2 + (50-40)^2$
↓
チップの数の影響をなくすため比をとる。
↓
$(50-60)^2/50 + (50-40)^2/50 = 4$
(期待値－実現値)^2／期待値の総和が χ^2の値であり，分布図は図１－26のようになる（ただし，自由度１）。

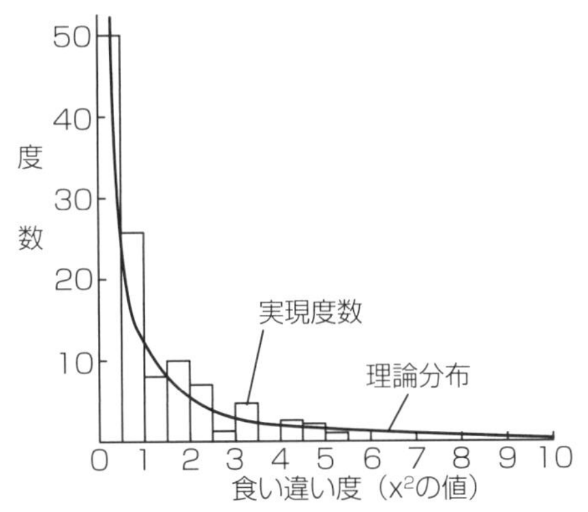

図１－26　食い違い度の出現頻度
自由度１の χ^2分布。

図１－27　χ^2分布
自由度により分布が異なる。

コラム：χ^2分布表

自由度	1	2	3	4	5	6	7	8	9	10
5％点	3.84	5.99	7.81	9.49	11.07	12.59	14.07	15.51	16.92	18.31
1％点	6.63	9.21	11.34	13.28	15.09	16.81	18.48	20.1	21.7	23.2

2）χ^2 検 定

χ^2曲線の下の部分の面積全体を100％とするとき，斜線の部分の面積が５％である。自由度１のχ^2の場合，3.84より大きいχ^2の値を生じる場合は全体の100回のうち５回であることを示す。

次の場合の独立性（関連性）を検定してみよう。

「ある地区の保健所の100人の食中毒調査により，食中毒に罹患した人が40人で，そのうち30人がある食品を食べ，10人が食べていなかった。また罹患しなかった60人のうち，食べた人が15人，食べなかった人が45人であった（表１－８）。この食品と食中毒罹患は関連があったか，なかったか」。

表1－8 食中毒調査のデータ

	食中毒に罹患した	食中毒に罹患しなかった	計
食べた	30	15	45
食べなかった	10	45	55
計	40	60	100

このような表を２×２の分割表という。食中毒と食べたことは独立であるという帰無仮説を立て，この仮説が棄てられるかどうかを検定する。

【χ^2の計算】

もし，食中毒罹患と食べたことが独立で，なんの関連もないなら，食べた人も食べなかった人も，100人中40人の割合で食中毒に罹患することが期待される。したがって，表１－９のように食べて食中毒に罹患した人の期待値は　45×40／100＝18

食べなくて食中毒に罹患した人の期待値は　55×40／100＝22

同様に，食べて，食中毒に罹患しなかった人の期待値は　45×60／100＝27

食べなくて，食中毒に罹患しなかった人の期待値は　55×60／100＝33

表1－9 期待値のデータ

	食中毒に罹患した	食中毒に罹患しなかった	計
食べた	18	27	45
食べなかった	22	33	55
計	40	60	100

$\chi^2 = (18-30)^2/18 + (27-15)^2/27 + (10-22)^2/22 + (45-33)^2/33 = 24.2$

χ^2分布の自由度１の１％点は6.63である。帰無仮説（食中毒罹患と食べた・食べないは関連性がないという仮説）が起こる確率は，仮説が正しいとすると１％以下の確率でしか起こらない（χ^2値が24.2である）。

したがって，帰無仮説を棄て，食中毒の原因は食べたことであると結論する。

2 保健統計

保健統計学は，個人や集団の健康に関する実態を把握し，疾病の予防や健康増進を図るための保健活動の評価や方針を決定するための基礎資料として利用されるものである。健康に関わる公衆衛生学や衛生学を学ぶ者にとって重要な学問といえる。

1 人口静態統計

人口静態統計は，ある一時点において調査した断面調査であり，人口の規模や構成を表す国勢調査がその代表である。

(1) 国勢調査

国勢調査は，1920（大正９）年に第１回の調査が実施され，その後５年に１度は簡易調査，10年に１度は大規模調査をすることになっている。直近では，2015（平成27）年に第20回の簡易調査，2020（令和２）年に第21回の大規模調査が実施された。

原則として大規模調査では20項目，簡易調査では17項目調査（表１－10）することになっている。調査は，日本に居住している全ての人が対象者であり，戸籍や国籍に関わらない全世帯を対象とする全数調査である。調査年の10月１日午前０時現在の人口と個人及び世帯の特性を調査する。

表１－10　国勢調査の調査項目

	2020（令和2）年国勢調査 大規模調査19項目※	2015（平成27）年国勢調査 簡易調査17項目
世帯員に関する事項	ア 氏名 イ 男女の別 ウ 出生の年月 エ 世帯主の続き柄 オ 配偶者の関係 カ 国籍 キ 現在の住居における居住期間 ク ５年前の住居の所在地 ケ 在学，卒業等教育の状況 コ 就業状況 サ 所属の事業所の名称及び事業内容 シ 仕事の種類 ス 従業上の地位 セ 従業地または通学地 ソ 従業地または通学地までの利用交通手段	ア 氏名 イ 男女の別 ウ 出生の年月 エ 世帯主の続き柄 オ 配偶者の関係 カ 国籍 キ 現在の住居における居住期間 ク ５年前の住居の所在地 — ケ 就業状況 コ 所属の事業所の名称及び事業内容 サ 仕事の種類 シ 従業上の地位 ス 従業地または通学地 —
世帯に関する事項	ア 世帯の種類 イ 世帯員の数 ウ 住居の種類 エ 住居の建て方	ア 世帯の種類 イ 世帯員の数 ウ 住居の種類 エ 住居の建て方

※記入者の負担軽減を図るため，「住宅の床面積」について，調査項目から削除した。
（資料　総務省統計局：令和２年国勢調査に関するQ&A（回答），2020）

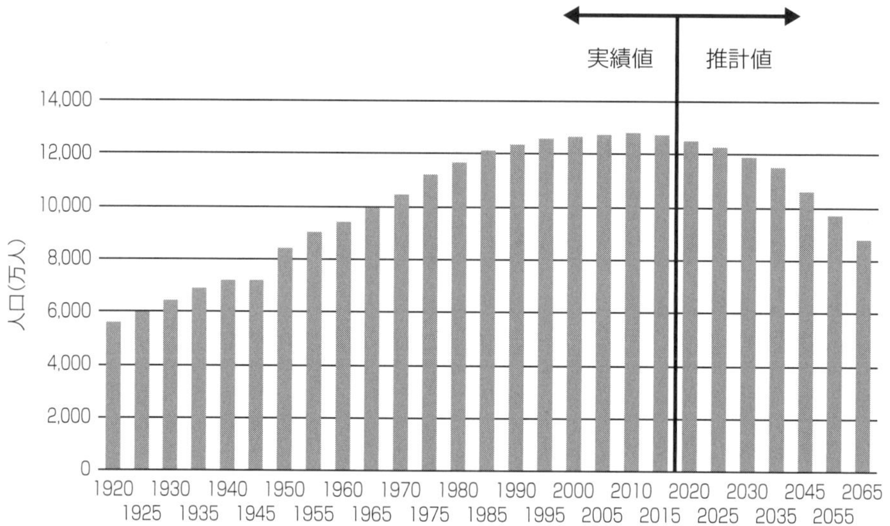

図1－28 日本の人口推計

（資料 総務省統計局：日本の統計2021，2021，pp.8-9を基に作成）

（2）日本の総人口

日本の総人口は，1億2,622万7千人である（2020（令和2）年10月1日現在）。2010（平成23）年以降，9年連続で減少している。また，自然増減は，2007（平成19）年に減少に転じ，以降減少が続いており，減少幅は拡大している（図1－28）。

（3）人口ピラミッド

人口ピラミッドは，国勢調査などで得られた人口データについて，底辺を0歳，頂点を最高齢者として年齢を刻み，左右を男女別に年齢階級別の人口または割合を棒グラフで描いたものである。過去から現在までの社会情勢を反映した出生や死亡の特徴をつかむことができる。

一般的な人口ピラミッドの分類を図1－29に示した。

富士山型（ピラミッド型）は多産多死，人口は増加型であり，釣り鐘型（ベル型）は少産少死，人口は静止型である。つぼ型（紡錘型）は出生率減少で，人口は減少型である。星型は生産年齢人口の流入型で都市型であり，ひょうたん型は生産年齢人口

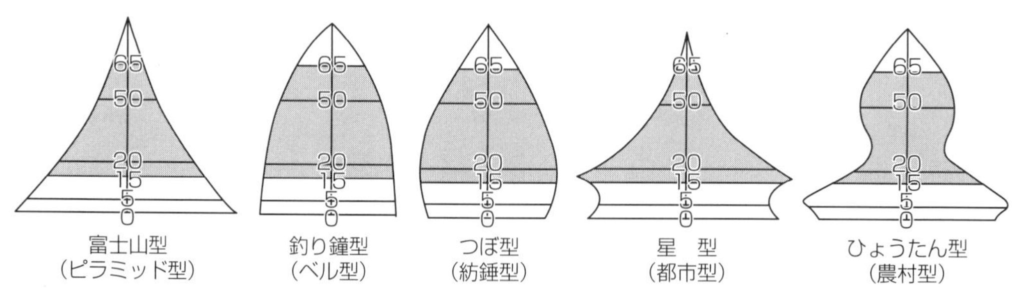

図1－29 人口ピラミッドの典型

の流出型で農村型を示している。発展途上国のように人口が成長期にある場合は，富士山型となる。先進国のように高齢化が進むと釣り鐘型となる。

日本の人口ピラミッドは，1947～1949（昭和22～24）年の第一次ベビーブーム，1971～1974（昭和46～49）年の第二次ベビーブームの出生数の増加とその後の出生数の減少の経過を反映し，現在はつぼ型となっている（図１－30）。

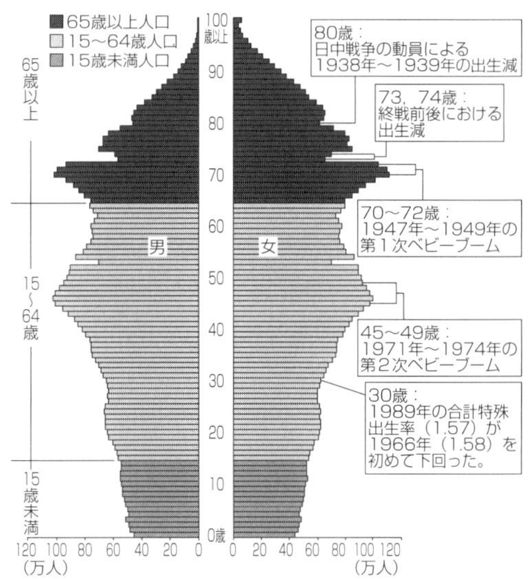

図１－30　わが国の人口ピラミッド
2019（令和元）年10月1日現在
（資料　総務省統計局：人口推計）

演習１－11

日本の人口ピラミッドから，将来の人口推移についてどのように予測されるのか，考察してみよう。

（4）人口構成

人口の構成を年齢で区別すると，年少人口（０～14歳），生産年齢人口（15～64歳），老年人口（65歳以上）の３つに分けられる。また，年少人口と老年人口を合わせた人口を従属人口という。生産年齢人口を年少人口と老年人口で比較した人口指数により，働く世代が子どもと高齢者を何人で支えているのかを把握することができる（表１－11）。日本の年齢構成は，年を追って高齢化しており，そのスピードが速いのが特徴である（図１－31）。

表１－11　人口指数（2019（令和元）年）

指標	算出式	指数
年少人口指数	年少人口／生産年齢人口×100	⬇20.3
老年人口指数	老年人口／生産年齢人口×100	⬆47.8
従属人口指数	年少人口＋老年人口／生産年齢人口×100	⬆68.1

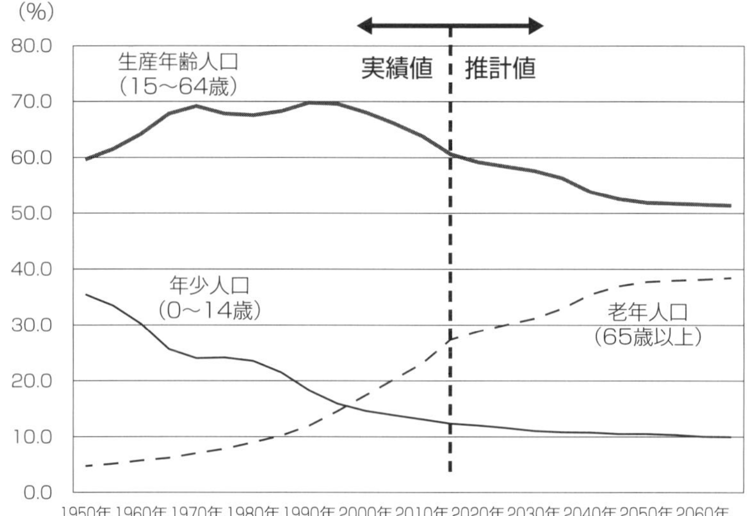

図1－31 年齢別人口構成割合の推移

(資料 総務統計局：国勢調査，国立社会保障・人口問題研究所：日本の将来推計人口(2017(平成29)年推計))

演習1－12

年齢別人口構成割合の推移について，それぞれの年齢区分の推計値の動向を考察してみよう。

2 人口動態統計

人口動態統計は，ある一定期間(通常は1年間)における人口に関係する事象を調査集計したものである。出生，死亡，死産，婚姻，離婚などに関する届出を厚生労働省が収集し，集計処理される。これらの統計データは，人口及び厚生行政施策の基礎資料となる。

(1) 出生数・出生率

出生とは，人が生きて生まれることである。出生率は，人口1,000人に対して1年間に何人の子どもが生まれるか算出される。

出生率＝年間出生数／その年の人口×1,000

(2) 合計特殊出生率(粗再生産率)

合計特殊出生率は，1人の女性が生涯に産むと予想される子どもの数であり，少子化の指標として使われている。

合計特殊出生率＝［母親の年齢別出生数／年齢別女子人口］の15～49歳までの合計

第1次ベビーブーム期(1947～1949年：昭和22～24年)には，合計特殊出生率が4

以上で人口置換水準（2.24）を超えていたが，1956（昭和31）年には2.22となり置換水準（人口が長期的に増えも減りもしないで一定となる出生の水準）を下回った。1965（昭和40）年頃と第２次ベビーブーム期（1971～1974年：昭和46～49年）は2.1台で推移し，1975（昭和50）年に2.0を下回ってからは低下傾向が続き，2006（平成18）年に６年ぶりに上昇してからは上昇傾向を示し，2015（平成27）年には1.45まで上昇したが，2020（令和２）年には1.34となり，出生数は戦後最少となった。2003（平成15）年からの置換水準は2.07である（図１－32）。合計特殊出生率がこれよりも低いと，日本の将来の人口は減少していくと予想される。

合計特殊出生率を年齢階級別（５歳階級）に見ると，15～29歳の各階級では減少し，30～49歳の各階級では上昇している。最も高い年齢階級別合計特殊出生率は，かつては25～29歳であったが，晩産化及び晩婚化によって現在は30～34歳の出生率が最も高くなっており（図１－33），第１子出生時の母の平均年齢は，30.7歳（2019（令和元）年）である。

（3）総再生産率

総再生産率は，１人の女性が生涯に産む平均女児数である。総再生産率は母親世代を終えるまでの死亡が考慮されていないため，総再生産率が１を割ると将来人口は減少する。2019（令和元）年は0.66である。

総再生産率＝［母の年齢別女児出生数／年齢別女子人口］の15～49歳までの合計

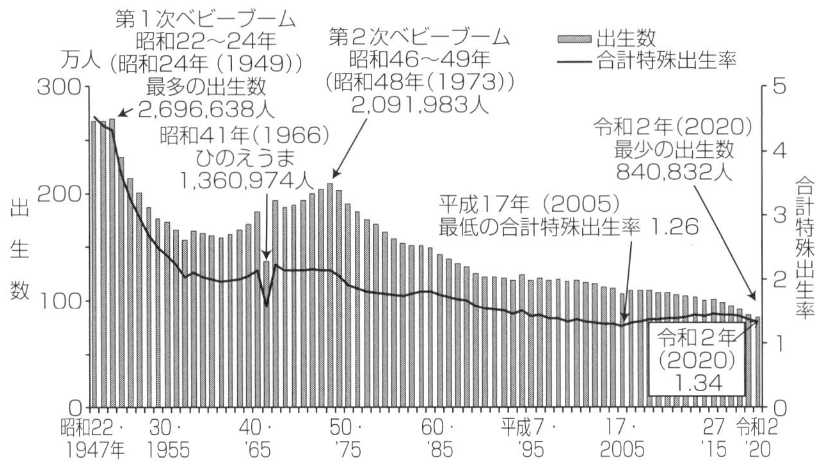

図１－32　出生数・合計特殊出生率の推移

（資料　厚生労働省：令和２年（2020）人口動態統計月報年計（概数）の概況より抜粋）

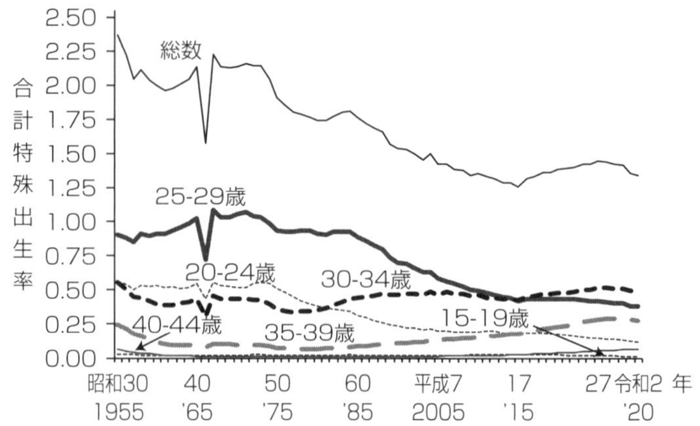

図1－33 合計特殊出生率の年次推移（年齢階級別内訳）
（資料 厚生労働省：令和２年（2020）人口動態統計月報年計（概数）の概況より抜粋）

（4）純再生産率

純再生産率は，母親世代の死亡率を考慮したとき，１人の女性が生涯に産む平均女児数である。１を下回ると１世代（約30年）以降，人口は次第に減少する。2019（令和元）年は0.66である。

純再生産率＝［母の年齢別女児出生数／年齢別女子人口］×［女性の生命表の同年齢の定常人口／10万人］の15～49歳の合計

演習1－13

日本の出生数は減少しているが，その背景を考察してみよう。

演習1－14

表1－12に示した都道府県別にみた合計特殊出生率について，2020（令和2）年の数値を1.13～1.30，1.31～1.40，1.41～1.50，1.51以上に階級別に分類し，日本地図上に識別しよう。また，その地図からわかることを書いてみよう。

表1－12　都道府県別にみた合計特殊出生率（2020（令和2）年）

都道府県	令和元年(2019)	令和2年(2020)	都道府県	令和元年(2019)	令和2年(2020)	都道府県	令和元年(2019)	令和2年(2020)
全　国	1.36	1.34						
北海道	1.24	1.21	石　川	1.46	1.48	岡　山	1.47	1.47
青　森	1.38	1.33	福　井	1.56	1.61	広　島	1.49	1.49
岩　手	1.35	1.33	山　梨	1.44	1.50	山　口	1.56	1.50
宮　城	1.23	1.21	長　野	1.57	1.53	徳　島	1.46	1.45
秋　田	1.33	1.32	岐　阜	1.45	1.42	香　川	1.59	1.51
山　形	1.40	1.41	静　岡	1.44	1.43	愛　媛	1.46	1.45
福　島	1.47	1.48	愛　知	1.45	1.43	高　知	1.47	1.48
茨　城	1.39	1.38	三　重	1.47	1.45	福　岡	1.44	1.43
栃　木	1.39	1.34	滋　賀	1.47	1.47	佐　賀	1.64	1.61
群　馬	1.40	1.41	京　都	1.25	1.22	長　崎	1.66	1.64
埼　玉	1.27	1.26	大　阪	1.31	1.30	熊　本	1.60	1.60
千　葉	1.28	1.28	兵　庫	1.41	1.40	大　分	1.53	1.57
東　京	1.15	1.13	奈　良	1.31	1.26	宮　崎	1.73	1.68
神奈川	1.28	1.25	和歌山	1.46	1.49	鹿児島	1.63	1.63
新　潟	1.38	1.35	鳥　取	1.63	1.59	沖　縄	1.82	1.86
富　山	1.53	1.48	島　根	1.68	1.69			

（資料　厚生労働省：令和2年（2020）人口動態統計月報年計（概数）の概況，2021）

（5）死亡数・粗死亡率

粗死亡率は，性別や年齢別などのカテゴリーに分けずに，ある人口集団の1年間の全人口と全死亡数から算出する（粗死亡率＝年間死亡数／人口×1,000）。その集団で実際に何人亡くなったのかの指標であり，高齢化により高くなる。

死亡数及び死亡率（人口千対）の年次推移は図1－34に示す。

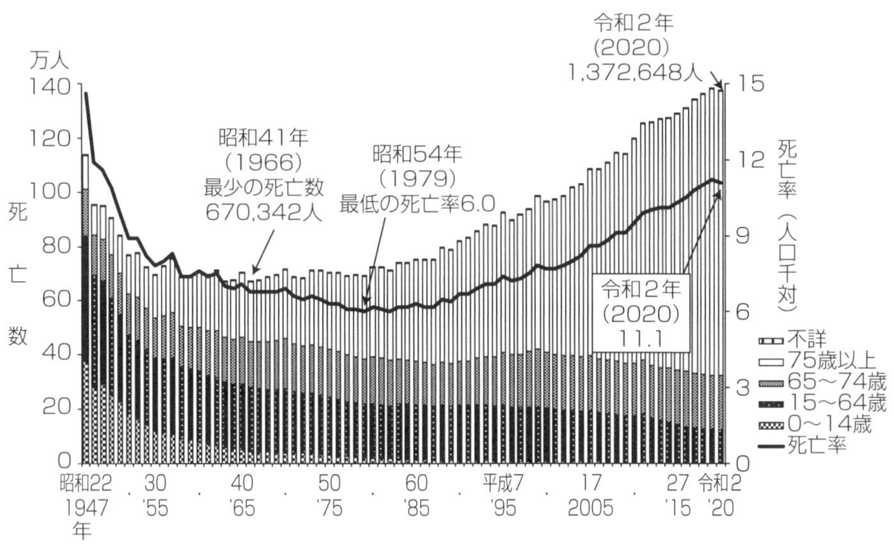

図1－34　死亡数及び死亡率（人口千対）の年次推移

（資料　厚生労働省：令和2年（2020）人口動態統計月報年計（概数）の概況より抜粋）

表1－13 主な死因の死亡数と死亡率（2020（令和2）年）

	死亡数（人）	死因別死亡率（人口10万対）	構成割合（%）
総数	1,372,648	1113.7	100.0
悪性新生物〈腫瘍〉	378,356	307.0	27.6
心疾患（高血圧性を除く）	205,518	166.7	15.0
老　　衰	132,435	107.5	9.6
脳血管疾患	102,956	83.5	7.5
肺　　炎	78,445	63.6	5.7
誤嚥性肺炎	42,746	34.7	3.1
不慮の事故	38,069	30.9	2.8
腎 不 全	26,946	21.9	2.0
アルツハイマー病	20,852	16.9	1.5
血管性及び詳細不明の認知症	20,811	16.9	1.5
そ の 他	325,514	264.1	23.7

（資料 厚生労働省：令和２年（2020）人口動態統計月報年計（概数）の概況より抜粋）

死因別死亡率は，１年間の死亡者数を死因別にまとめ，人口10万人対で算出したものである。2020（令和２）年の死因別死亡数と死亡率を表１－13に示す。死因の分類は，世界保健機関（WHO）が定めたICD－11に準拠された「疾病，傷害及び死因の統計分類」に基づいて行われている。主な死因別に死亡数を見ると，悪性新生物は年々上昇を続け，1981（昭和56）年以降，死因順位は第１位となり，2020（令和２）年の死亡総数に占める割合は27.6%となっている。2020（令和２）年の死因別死亡率を見ると，第１位は悪性新生物307.0，第２位は心疾患166.7，第３位は老衰107.5，第４位は脳血管疾患83.5である。全死亡数の３割近くは悪性新生物で死亡しており，第１～３位の三大死因による死亡数は，全死亡数の半数を超える。

年齢階級別の死因の第１位は，０～４歳は先天奇形，変形及び染色体異常，５～９歳は悪性新生物〈腫瘍〉，10～39歳は自殺，40～89歳は悪性新生物〈腫瘍〉，90～94歳は心疾患，95歳以上は老衰となっている。

（6）年齢調整死亡率

若い人と高齢者の集団を比較すると，高齢者が多い集団ほど死亡率は高くなる。したがって，年齢構成が異なる集団を比較したり，年ごとの変化を比較する場合は，年齢構成の影響を考慮する必要がある。年齢構成を考慮したのが年齢調整死亡率である。現在の人口の年齢構成を調整し，基準人口と同じにして死亡率を算出する。基準人口としては，日本では「1985（昭和60）年モデル人口」（表１－14）を用いている。年齢構成を基準に合わせることで，異なる地域や年齢構成の死亡率を比較できるようになる。

年齢調整の方法には，直接法と間接法がある。直接法は，各年齢の基準人口の年齢階級別の人口と観察集団の年齢階級別の死亡率を掛け合わせ，全ての年齢階級の値を合計して，基準集団の総数で割って算出する。そのあとで，人口千対もしくは10万対で表す。間接法は，市町村の死亡率を比較する場合など，人口規模が小さい場合に用いられる。間接法では，標準化死亡比（SMR）を用いることが一般的であり，標準化死亡比に基準集団の死亡率を掛けて算出する。

標準化死亡比の値が100より大きい場合は，観察集団の死亡率が基準集団より高く，100より小さい場合は，観察集団の死亡率が基準集団よりも低いことを示す。

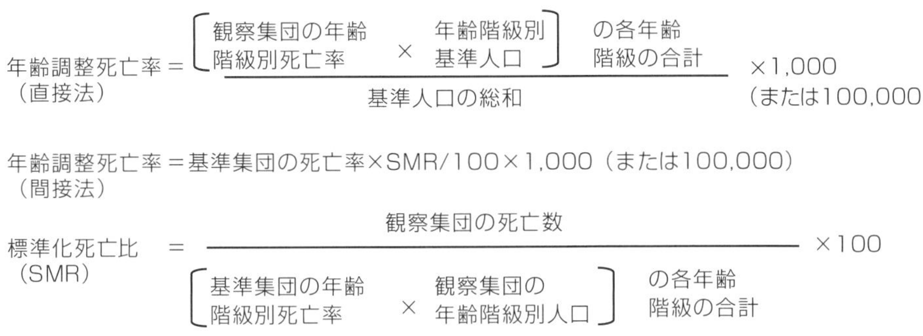

表1－14 基準人口（昭和60年モデル人口）

年齢階級	基準人口（人）	年齢階級（歳）	基準人口（人）
0～ 4歳	8,180,000	50～54歳	7,616,000
5～ 9	8,338,000	55～59	6,581,000
10～14	8,497,000	60～64	5,546,000
15～19	8,655,000	65～69	4,511,000
20～24	8,814,000	70～74	3,476,000
25～29	8,972,000	75～79	2,441,000
30～34	9,130,000	80～84	1,406,000
35～39	9,289,000	85歳以上	784,000
40～44	9,400,000		
45～49	8,651,000	総　　数	120,287,000

（資料　厚生労働省：令和２年（2020）人口動態統計月報年計（概数）の概況）

演習１－15

表１－15は，ある観察集団の年齢階級別の人口と死亡数を示したものである。㋐～㋔を計算し，直接法により年齢調整死亡率を算出しよう。

表１－16は，ある観察集団の年齢階級別の人口と死亡率を示したものである。㋐～㋕を計算し，間接法により年齢調整死亡率を算出しよう。

また，標準化死亡比（SMR）の値から死亡率の考察をしてみよう。

表1－15 ある観察集団の年齢階級別の人口と死亡数（直接法）

	基準人口	観察集団			
年齢階級	① 人口（千）	② 人口（千）	③ 死亡数	④＝③／② 死亡率(千対)	⑤＝④×① 期待死亡数
0歳～14歳	3,300	810	240	0.3	990
15～64歳	2,700	540	1,560	㋐	㋒
65歳以上	900	450	7,200	㋑	㋓
合　計	6,900	1,800	9,000		㋔

表1－16 ある観察集団の年齢階級別の人口と死亡数（間接法）

	基準人口			観察集団		
年齢階級	① 人口（千）	② 死亡数	③＝②／① 死亡率(千対)	④ 人口（千）	死亡数 （千対）	⑤＝④×③ 期待死亡数
0歳～14歳	3,300	1,320	0.4	810	240	324
15～64歳	2,700	8,100	㋐	540	1,560	㋓
65歳以上	900	18,000	㋑	450	7,200	㋔
合　計	6,900	27,420	㋒	1,800	9,000	㋕

3 生命表・生命関数

（1）生　命　表

生命表は，ある期間における死亡状況が今後変化しないと仮定したときに，各年齢の者が1年以内に死亡する確率や，平均してあと何年生きられるかという期待値などを，死亡率や平均余命などの指標によって表している。これらの指標は，男女別に各年齢の人口と死亡数を基にして計算されており，現実の年齢構成には左右されず，死亡状況のみを表している。したがって，死亡状況を厳密に分析する上で不可欠なものである。また，0歳の平均余命である「平均寿命」は，全ての年齢の死亡状況を集約したものとなり，保健福祉水準を総合的に示す指標として広く活用されている。

厚生労働省では，「完全生命表」と「簡易生命表」の2種類を作成・公表している（表1－17）。完全生命表は，国勢調査による人口（確定数）と人口動態統計（確定数）による死亡数，出生数を基に5年ごとに作成し，簡易生命表は，人口推計による人口と人口動態統計月報年計（概数）による死亡数，出生数を基に毎年作成している。まず「簡易生命表」を作成し，国勢調査の結果（確定数）の公表後に「完全生命表」を作成するため，完全生命表は生命表の確定版といえる。また，これらの生命表は，特に重要な統計として，統計法に基づき基幹統計に指定されている。

2020（令和2）年国勢調査による第23回完全生命表は日本人人口（確定数），人口動態統計の確定数（令和2年死亡数，令和元年及び令和2年出生数）を基に作成された（図12～14）。平均寿命は男性81.56歳，女性は87.71歳であり，前回の完全生命表と比較すると，男性0.81歳，女性は0.73歳上回った。

表1－17　完全生命表と簡易生命表

	完全生命表	簡易生命表
作成年	5年ごと	毎年
人　口	国勢調査	推計人口（10月1日現在）
死亡数	人口動態統計（確定数）	人口動態統計月報年計（概数）
出生数	人口動態統計（確定数）	人口動態統計月報年計（概数）

（2）生命関数

生命関数は，現実の年齢構成に左右されない死亡状況を示すものである（図1－35）。縦軸に生存数（l_χ），横軸に年齢（χ）をとったグラフを生存曲線という。図1－35の第22回生命表（2015（平成27）年）について，70歳の生存数（l_{70}）は，82,978人，定常人口（T_{70}）は，1,293,295人となる。

1）死亡率（${}_nq_\chi$）

ちょうどχ歳に達した者がχ＋n歳に達しないで死亡する確率を，年齢階級（χ，χ＋n）における死亡率といい，これを${}_nq_\chi$で表す。特に${}_1q_\chi$をχ歳の死亡率といい，これをq_χで表す。

2）生存数（l_χ）

生命表上で一定の出生者l_0人（完全生命表では10万人）が，上記の死亡率に従って死亡数が減少していくと考えた場合，χ歳に達するまで生きると期待される者の数をχ歳における生存者といい，これをl_χで表す。

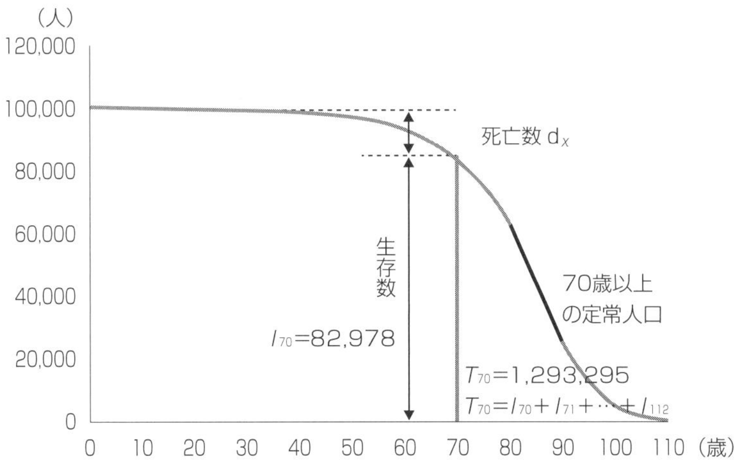

図1－35　生命関数の概念

（資料　厚生労働省：第22回生命表（完全生命表）（男）を参考に作成）

3）死亡数（$_{n}d_{\chi}$）

χ歳における生存数l_{χ}人のうち$\chi+n$に達しないで死亡すると期待される者の数を年齢階級［χ，$\chi+n$）における死亡数といい，これを$_{n}d_{\chi}$で表す。特に$_{1}d_{\chi}$をχ歳における死亡数といい，これをd_{χ}で表す。

4）定常人口（$_{n}L_{\chi}$及びT_{χ}）

χ歳における生存数l_{χ}人について，これらの各々がχ歳から$\chi+n$歳に達するまでの間に生存する年数の和を年齢階級［χ，$\chi+n$）における定常人口といい，$_{n}L_{\chi}$で表す。すなわち，常に一定の出生があって，これらの者が上記の死亡率に従って死亡すると仮定すると究極において一定の人口集団が得られるが，その集団のχ歳以上$\chi+n$歳未満の人口に相当する。特に$_{1}L_{\chi}$をχ歳における定常人口といい，これをL_{χ}で表す。さらにχ歳における生存数l_{χ}人について，これらの各々がχ歳以後死亡に至るまでの間に生存する年数の和をχ歳以上の定常人口といい，これをT_{χ}で表す。すなわち，上記の人口集団のχ歳以上の人口に相当する。$_{n}L_{\chi}$，T_{χ}は，次のようになる。

$$_{n}L_{\chi} = \int_{\chi}^{\chi+n} l_{t}dt \quad , \quad T_{\chi} = \int_{\chi}^{\infty} l_{t}dt$$

5）平均余命（$\mathring{e}_{\chi}$）

χ歳における生存数l_{χ}人について，これらの者がχ歳以降に生存する年数の平均をχ歳における平均余命といい，これを$e\chi$で表す。

χ歳の平均余命は　$\mathring{e}_{\chi} = T_{\chi} / l_{\chi}$　となる。平均余命の考え方を図1－36に示す。図1－36について，70歳時点で考える時，定常人口（T_{70}）は，70歳時点での生存者数（l_{70}）82,978人が70歳以降に生存した年数の合計であるため，定常人口（T_{70}）1,293,295人を70歳の生存数（l_{70}）82,978人で割ると70歳の生存者が70歳以降に生存すると期待される平均年数（平均余命）となる。

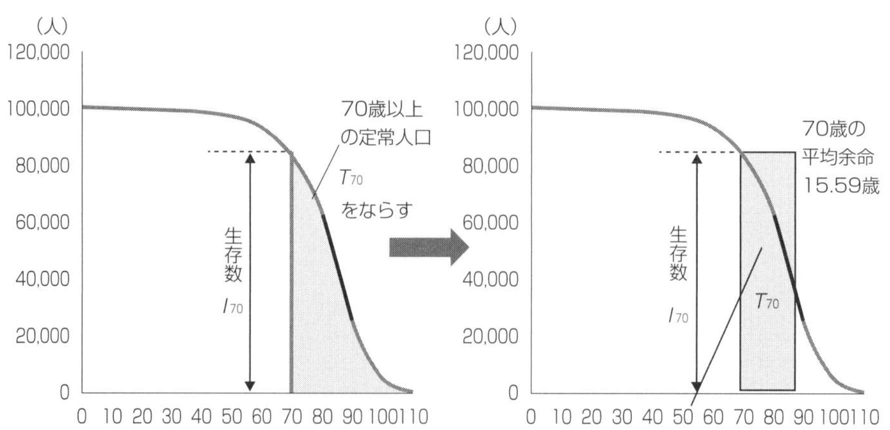

図1－36　平均余命の考え方

（資料　厚生労働省：第22回生命表（完全生命表）（男）を参考に作成）

6）平均寿命（$\mathring{e}_0$）

0歳における平均余命$\mathring{e}_0$を平均寿命という。

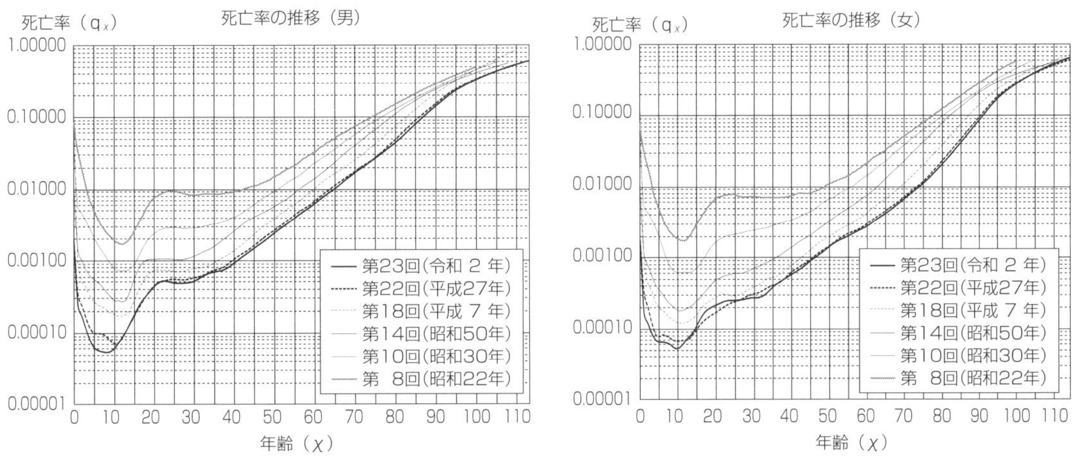

図1－37　生命表死亡率の年次推移（厚生労働省）

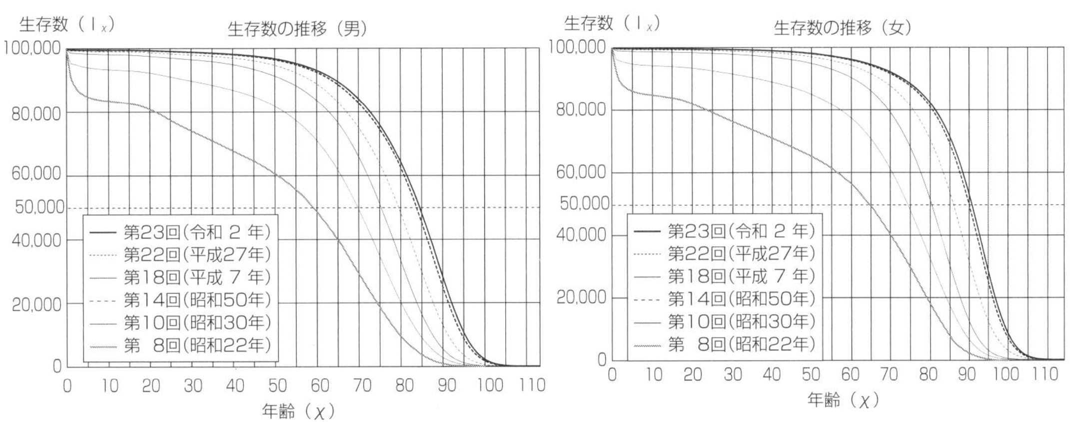

図1－38　生命表生存数の年次推移（厚生労働省）

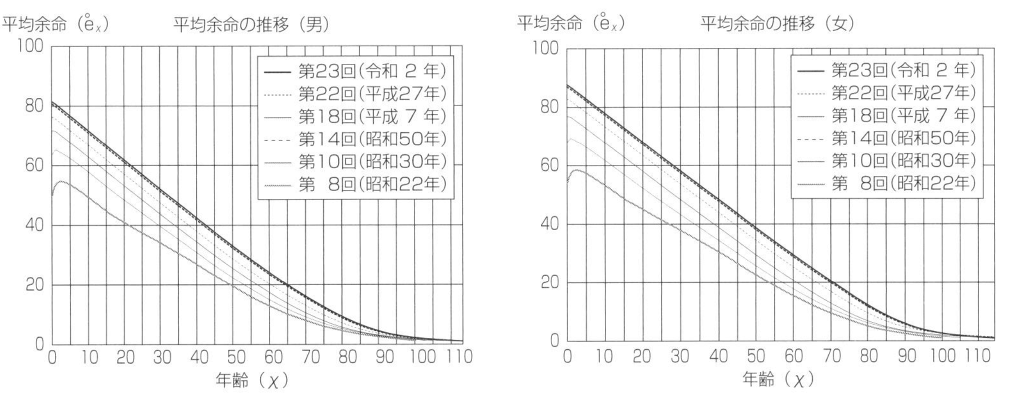

図1－39　生命表平均余命の年次推移（厚生労働省）

付表1 標準正規分布表

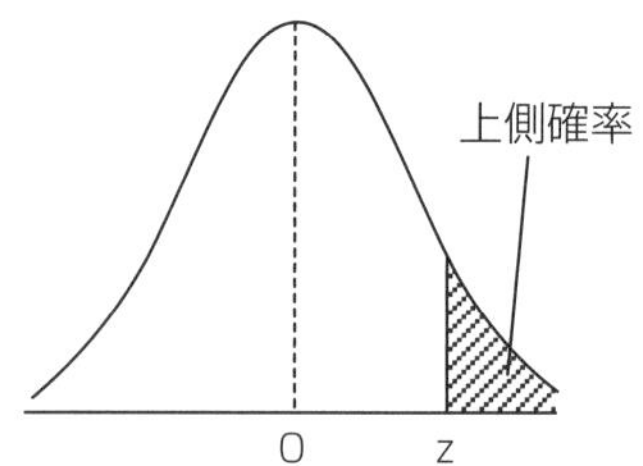

z	0.00	0.01	0.02	0.03	0.04	0.05	0.06	0.07	0.08	0.09
0.0	0.50000	0.49601	0.49202	0.48803	0.48405	0.48006	0.47608	0.47210	0.46812	0.46414
0.1	0.46017	0.45620	0.45224	0.44828	0.44433	0.44038	0.43644	0.43525	0.42858	0.42165
0.2	0.42074	0.41683	0.41294	0.40905	0.40517	0.40129	0.39743	0.39358	0.38974	0.38591
0.3	0.38209	0.37828	0.37448	0.37070	0.36693	0.36317	0.35942	0.35569	0.35197	0.34827
0.4	0.34458	0.34090	0.33724	0.33360	0.32997	0.32636	0.32276	0.31918	0.31561	0.31207
0.5	0.30854	0.30503	0.30153	0.29806	0.29460	0.29116	0.28774	0.28434	0.28096	0.27760
0.6	0.27425	0.27093	0.26763	0.26435	0.26109	0.25785	0.25463	0.25143	0.24825	0.24510
0.7	0.24196	0.23885	0.23576	0.23270	0.22965	0.22663	0.22363	0.22065	0.21770	0.21476
0.8	0.21186	0.20897	0.20611	0.20327	0.20045	0.19766	0.19489	0.19215	0.18943	0.18673
0.9	0.18406	0.18141	0.17879	0.17619	0.17361	0.17106	0.16853	0.16602	0.16354	0.16109
1.0	0.15866	0.15625	0.15386	0.15151	0.14917	0.14686	0.14457	0.14231	0.14007	0.13786
1.1	0.13567	0.13350	0.13136	0.12924	0.12714	0.12507	0.12302	0.12100	0.11900	0.11702
1.2	0.11507	0.11314	0.11123	0.10935	0.10749	0.10565	0.10383	0.10204	0.10027	0.09853
1.3	0.96800	0.09510	0.09342	0.09176	0.09012	0.08851	0.08692	0.08534	0.08379	0.08226
1.4	0.08076	0.07927	0.07780	0.07636	0.07493	0.07353	0.07215	0.07078	0.06944	0.06811
1.5	0.06681	0.06552	0.06426	0.06301	0.06178	0.06057	0.05938	0.05821	0.05705	0.05592
1.6	0.05480	0.05370	0.05262	0.05155	0.05050	0.04947	0.04846	0.04746	0.04648	0.04551
1.7	0.04457	0.04363	0.04272	0.04182	0.04093	0.04006	0.03920	0.03836	0.03754	0.03673
1.8	0.03593	0.03515	0.03438	0.03363	0.03288	0.03216	0.03144	0.03074	0.03005	0.02938
1.9	0.02872	0.02807	0.02743	0.02680	0.02619	0.02559	0.02500	0.02442	0.02385	0.02330
2.0	0.02275	0.02222	0.02169	0.02118	0.02068	0.02018	0.01970	0.01923	0.01876	0.01831
2.1	0.01786	0.01743	0.01700	0.01659	0.01618	0.01578	0.01539	0.01500	0.01463	0.01426
2.2	0.01390	0.01355	0.01321	0.01287	0.01255	0.01222	0.01191	0.01160	0.01130	0.01101
2.3	0.01072	0.01044	0.01017	0.00990	0.00964	0.00939	0.00914	0.00889	0.00866	0.00842
2.4	0.00820	0.00798	0.00776	0.00755	0.00734	0.00714	0.00695	0.00676	0.00657	0.00639
2.5	0.00621	0.00604	0.00587	0.00570	0.00554	0.00539	0.00523	0.00508	0.00494	0.00480
2.6	0.00466	0.00453	0.00440	0.00427	0.00415	0.00402	0.00391	0.00379	0.00368	0.00357
2.7	0.00347	0.00336	0.00326	0.00317	0.00307	0.00298	0.00289	0.00280	0.00272	0.00264
2.8	0.11256	0.00248	0.00240	0.00233	0.00226	0.00219	0.00212	0.00205	0.00199	0.00193
2.9	0.00187	0.00181	0.00175	0.00169	0.00164	0.00159	0.00154	0.00149	0.00144	0.00139
3.0	0.00135	0.00131	0.00126	0.00122	0.00118	0.00114	0.00111	0.00107	0.00104	0.00100

付表2　t分布表

自由度＼片側確率	0.25 (25%)	0.2 (20%)	0.15 (15%)	0.1 (10%)	0.05 (5%)	0.025 (2.5%)	0.01 (1%)	0.005 (0.5%)
1	1.000	1.376	1.963	3.078	6.314	12.706	31.821	63.657
2	0.816	1.061	1.386	1.886	2.920	4.303	6.965	9.925
3	0.765	0.978	1.250	1.638	2.353	3.182	4.541	5.841
4	0.741	0.941	1.190	1.533	2.132	2.776	3.747	4.604
5	0.727	0.920	1.156	1.476	2.015	2.571	3.365	4.032
6	0.718	0.906	1.134	1.440	1.943	2.447	3.143	3.707
7	0.711	0.896	1.119	1.415	1.895	2.365	2.998	3.499
8	0.706	0.889	1.108	1.397	1.860	2.306	2.896	3.355
9	0.703	0.883	1.100	1.383	1.833	2.262	2.821	3.250
10	0.700	0.879	1.093	1.372	1.812	2.228	2.764	3.169
11	0.697	0.876	1.088	1.363	1.796	2.201	2.718	3.106
12	0.695	0.873	1.083	1.356	1.782	2.179	2.681	3.055
13	0.694	0.870	1.079	1.350	1.771	2.160	2.650	3.012
14	0.692	0.868	1.076	1.345	1.761	2.145	2.624	2.977
15	0.691	0.866	1.074	1.341	1.753	2.131	2.602	2.947
16	0.690	0.865	1.071	1.337	1.746	2.120	2.583	2.921
17	0.689	0.863	1.069	1.333	1.740	2.110	2.567	2.898
18	0.688	0.862	1.067	1.330	1.734	2.101	2.552	2.878
19	0.688	0.861	1.066	1.328	1.729	2.093	2.539	2.861
20	0.687	0.860	1.064	1.325	1.725	2.086	2.528	2.845
21	0.686	0.859	1.063	1.323	1.721	2.080	2.518	2.831
22	0.686	0.858	1.061	1.321	1.717	2.074	2.508	2.819
23	0.685	0.858	1.060	1.319	1.714	2.069	2.500	2.807
24	0.685	0.857	1.059	1.318	1.711	2.064	2.492	2.797
25	0.684	0.856	1.058	1.316	1.708	2.060	2.485	2.787
26	0.684	0.856	1.058	1.315	1.706	2.056	2.479	2.779
27	0.684	0.855	1.057	1.314	1.703	2.052	2.473	2.771
28	0.683	0.855	1.056	1.313	1.701	2.048	2.467	2.763
29	0.683	0.854	1.055	1.311	1.699	2.045	2.462	2.756
30	0.683	0.854	1.055	1.310	1.697	2.042	2.457	2.750
自由度／両側確率	0.5 (50%)	0.4 (40%)	0.3 (30%)	0.2 (20%)	0.1 (10%)	0.05 (5%)	0.02 (2%)	0.01 (1%)

自由度＼片側確率	0.25 (25%)	0.2 (20%)	0.15 (15%)	0.1 (10%)	0.05 (5%)	0.025 (2.5%)	0.01 (1%)	0.005 (0.5%)
31	0.682	0.853	1.054	1.309	1.696	2.040	2.453	2.744
32	0.682	0.853	1.054	1.309	1.694	2.037	2.449	2.738
33	0.682	0.853	1.053	1.308	1.692	2.035	2.445	2.733
34	0.682	0.852	1.052	1.307	1.691	2.032	2.441	2.728
35	0.682	0.852	1.052	1.306	1.690	2.030	2.438	2.724
36	0.681	0.852	1.052	1.306	1.688	2.028	2.434	2.719
37	0.681	0.851	1.051	1.305	1.687	2.026	2.431	2.715
38	0.681	0.851	1.051	1.304	1.686	2.024	2.429	2.712
39	0.681	0.851	1.050	1.304	1.685	2.023	2.426	2.708
40	0.681	0.851	1.050	1.303	1.684	2.021	2.423	2.704
41	0.681	0.850	1.050	1.303	1.683	2.020	2.421	2.701
42	0.680	0.850	1.049	1.302	1.682	2.018	2.418	2.698
43	0.680	0.850	1.049	1.302	1.681	2.017	2.416	2.695
44	0.680	0.850	1.049	1.301	1.680	2.015	2.414	2.692
45	0.680	0.850	1.049	1.301	1.679	2.014	2.412	2.690
46	0.680	0.850	1.048	1.300	1.679	2.013	2.410	2.687
47	0.680	0.849	1.048	1.300	1.678	2.012	2.408	2.685
48	0.680	0.849	1.048	1.299	1.677	2.011	2.407	2.682
49	0.680	0.849	1.048	1.299	1.677	2.010	2.405	2.680
50	0.679	0.849	1.047	1.299	1.676	2.009	2.403	2.678
60	0.679	0.848	1.045	1.296	1.671	2.000	2.390	2.660
80	0.678	0.846	1.043	1.292	1.664	1.990	2.374	2.639
120	0.677	0.845	1.041	1.289	1.658	1.980	2.358	2.617
240	0.676	0.843	1.039	1.285	1.651	1.970	2.342	2.596
∞	0.674	0.842	1.036	1.282	1.645	1.960	2.326	2.576
自由度／両側確率	0.5 (50%)	0.4 (40%)	0.3 (30%)	0.2 (20%)	0.1 (10%)	0.05 (5%)	0.02 (2%)	0.01 (1%)

付表3 マン・ホイットニーの*U*検定 検定表

（P ＜ 0.05，両側検定）

n_A \ n_B	1	2	3	4	5	6	7	8	9	10	11	12	13	14	15	16	17	18	19	20
1	—	—	—	—	—	—	—	—	—	—	—	—	—	—	—	—	—	—	—	—
2	—	—	—	—	—	—	—	0	0	0	0	1	1	1	1	1	2	2	2	2
3	—	—	—	—	0	1	1	2	2	3	3	4	4	5	5	6	6	7	7	8
4	—	—	—	0	1	2	3	4	4	5	6	7	8	9	10	11	11	12	13	13
5	—	—	0	1	2	3	5	6	7	8	9	11	12	13	14	15	17	18	19	20
6	—	—	1	2	3	5	6	8	10	11	13	14	16	17	19	21	22	24	25	27
7	—	—	1	3	5	6	8	10	12	14	16	18	20	22	24	26	28	30	32	34
8	—	0	2	4	6	8	10	13	15	17	19	22	24	26	29	31	34	36	38	41
9	—	0	2	4	7	10	12	15	17	21	23	26	28	31	34	37	39	42	45	48
10	—	0	3	5	8	11	14	17	20	23	26	29	33	36	39	42	45	48	52	55
11	—	0	3	6	9	13	16	19	23	26	30	33	37	40	44	47	51	55	58	62
12	—	1	4	7	11	14	18	22	26	29	33	37	41	45	49	53	57	61	65	69
13	—	1	4	8	12	16	20	24	28	33	37	41	45	50	54	59	63	67	72	76
14	—	1	5	9	13	17	22	26	31	36	40	45	50	55	59	64	67	74	78	83
15	—	1	5	10	14	19	24	29	34	39	44	49	54	59	64	70	75	80	85	90
16	—	1	6	11	15	21	26	31	37	42	47	53	59	64	70	75	81	86	92	98
17	—	2	6	11	17	22	28	34	39	45	51	57	63	67	75	81	87	93	99	105
18	—	2	7	12	18	24	30	36	42	48	55	61	67	74	80	86	93	99	106	112
19	—	2	7	13	19	25	32	38	45	52	58	65	72	78	85	92	99	106	113	119
20	—	2	8	14	20	27	34	41	48	55	62	69	76	83	90	98	105	112	119	127

●参考文献●

・武藤志真子編著：管理栄養士・栄養士のための統計処理入門，建帛社，2012
・松村康弘・浅川雅美：わかる統計学―健康・栄養を学ぶために―，化学同人，2015
・鈴木良雄・廣津信義：基礎統計学，講談社サイエンティフィク，2012

■演習の解答■

演習1－1

①年号（間隔尺度）　②血圧（比尺度）　③剣道の段位（順序尺度）　④血液型（名義尺度）

演習1－2

階級（cm）	度数（人数）	比率（%）	累積度数	累積比率（%）
150以上～160未満	1	25	1	25
160以上～170未満	2	50	3	75
170以上～180未満	1	25	4	100

演習1－3

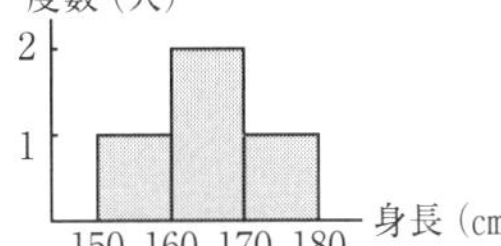

演習1－4

平均値：(155＋168＋172＋161)／4＝164（cm）

中央値：(161＋168)／2＝164.5（cm）

演習1－5

範囲：172－155＝17（cm）

演習1－6

75%点：(172＋168)／2＝170（cm）

25%点：(155＋161)／2＝158（cm）

四分位範囲：170－158＝12（cm）

演習1－7

	身長（cm）	偏差（各データ－平均値）（cm）	偏差平方（偏差の２乗）
A	155	155－164＝－9	81
B	168	168－164＝4	16
C	172	172－164＝8	64
D	161	161－164＝－3	9
計	656	0	170

分散：170/3＝56.7

標準偏差：$\sqrt{56.7}=7.5$（cm）

演習1－8

$\chi=150$のとき　$z=\dfrac{\chi-\mu}{\sigma}=\dfrac{150-160}{5}=-2$

$\chi=170$のとき　$z=\dfrac{\chi-\mu}{\sigma}=\dfrac{170-160}{5}=2$

演習1－10

nが100と十分大きいので，$\overline{\chi}$の分布は平均値μ，標準偏差$\sigma/\sqrt{n}$の分布になる。

$\overline{\chi}-1.96\dfrac{\sigma}{\sqrt{n}}\leqq\mu\leqq\overline{\chi}+1.96\dfrac{\sigma}{\sqrt{n}}$ から $120-1.96\dfrac{20}{\sqrt{100}}\leqq\mu\leqq120+1.96\dfrac{20}{\sqrt{100}}$

$116\leqq\mu\leqq124$

信頼係数95%で116mmHg～124mmHgとなる。

演習1－11

例：日本の総人口は，2010年以降減少に転じたが，今後このまま人口の減少が進むと2045年頃には１億人以下になると予測される。

演習1－12

例：今後も少子高齢化が進むと，年少人口割合が減少し，生産年齢人口割合と老年人口割合が増加すると推測される。このような構成が続くと，働き世代の扶養負担が増加する。

演習1－13

例：日本の出生数が減少を続ける原因に，非婚化や晩婚化による20歳代の出産の減少がある。また，夫婦が一生の間に産む子どもの数の減少も考えられる。国では様々な少子化対策がなされているが，子育て支援や働き方改革などより手厚い支援が必要である。

演習1－14

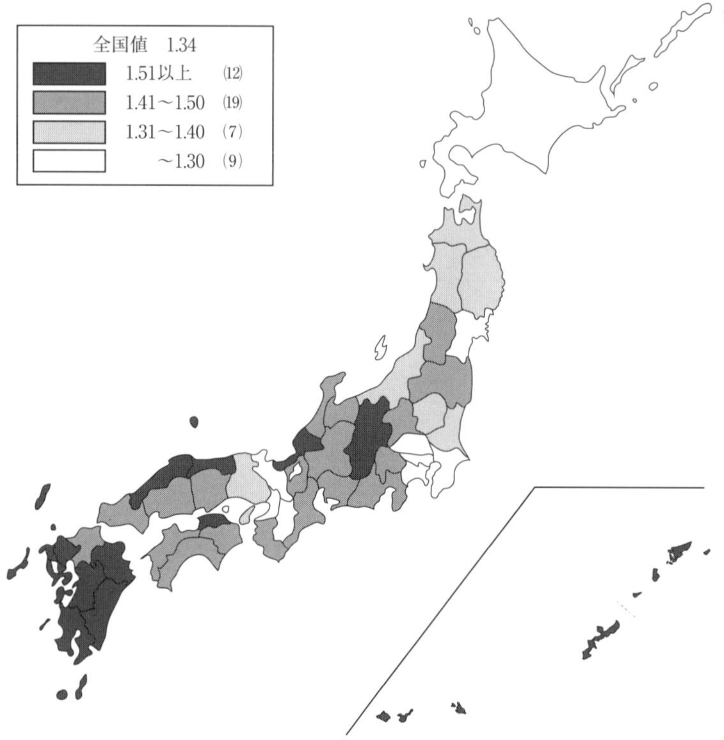

例：九州（福岡県を除く）や鳥取県，島根県，香川県，長野県，福井県は出生率が1.51以上と高い。一方で，東京都，北海道，大阪府，京都府等の大都市を含む地域では出生率が低い。

演習1－15

【直接法】

㋐2.9 ㋑16.0 ㋒7,830 ㋓14,400 ㋔23,200

年齢調整死亡率（直接法）＝23,220／6,900(000)×(1,000)＝3.4（人口千対）

【間接法】

㋐3.0 ㋑20.0 ㋒4.0 ㋓1,620 ㋔9,000 ㋕10,944

年齢調整死亡率（間接法）＝9,000／10,944×100＝82.2（SMR）

＝4.0×82.2／100＝3.3（人口千対）

【SMRの考察】

SMRは82.2と100より小さいので，基準集団の死亡率よりも低い。

第2章　疫学研究

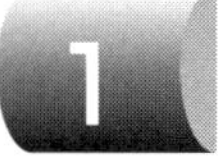 疫学とは

疫学とは,「ある特定の集団における健康に関連した状態や事象について, その分布と決定要因の研究であり, 及び健康問題を制御するためにこれを応用すること」(Last, 国際疫学学会, 1995)。または,「明確に規定された人間集団の中で出現する健康関連のいろいろな事象の頻度と分布およびそれらに影響を与える要因を明らかにして, 健康関連の諸問題に対する有効な対策樹立に役立てるための科学」(日本疫学会)と定義される。

疫学は, 様々な人々の健康や疾病の状態（数や分布）を記述することができるため, 健康や安全など疾病予防に関する多様に絡み合った要因（表2－1）を解明する有効な方法である。疫学的方法は公衆衛生活動の科学的基盤であり, ①健康問題の重大さを数量化する, ②その健康問題（疾病など）を起こす要因（危険因子[*1]）を特定する, ③公衆衛生の政策策定のための量的指針を提供する, ④人口全体に及ぶ継続調査によって予防戦略の有効性を検証する, といったことができる。

表2－1 疾病予防に関する様々な要因

●病因・宿主要因・環境要因
●特異的病因論・多要因原因説
●三角形モデル・車輪モデル・因果の織物モデル

疫学的方法は実験研究を行うことが非倫理的な場合にも, 危険因子の健康・疾病のリスクを量的に評価するための唯一の方法である。例えば, 対象者を無作為に活発な身体活動のグループと身体活動は全て禁止（寝たきり）のグループに分け, 20年間それをし続け, 死亡や肥満・心疾患などの疾病の発症を調べる実験（介入）は倫理的に問題があるために実施できない。しかし, このような生活習慣を自然にとっていた対象者を選ぶ疫学研究であればリスク要因の解明が可能である。つまり人為的に人体実験をすることはできない場合であっても, 自然に起こる集団内の相違を用いてある疾病や健康事象というアウトカム[*2]に及ぼす影響を観察し, 評価することができる。

ここでは, 疫学研究を理解して, 健康事象や疾病の発生に関わる関連要因の空間的・時間的な分布と頻度を調べ, リスク（危険）因子や予防（抑制）因子を究明し, 疾病の予防のための方策を立てる手法を学ぶ。

＊1 危険因子：疾病発生の決定要因と判明した曝露あるいは健康関連行動。

＊2 アウトカム（outcome）：ある原因の結果起こる事象の総称。健康関連では疾病が多いが, 疾病とは限らず, ○○の改善という場合も使用される。

2 疫学指標

様々な事象（疾病）の発生を観察するための疫学指標は，疫学研究における基本概念である。疫学指標には疾病頻度と曝露効果の測定がある。

疾病の分布には，集団における疾病発生の頻度とパターンがある。頻度（どの程度頻繁にその事象が発生するか）は通常有病率・罹患率・致命率・死亡率・生存率として計測され，曝露によってどのくらいその事象の発生が変わるかを相対危険・寄与危険・オッズ比などで示し，疾病の予防や健康増進に役立てる。

1 有病率（prevalence）

有病とは，「疾病を有する＝発症している＝患者である」ことである。有病率はある集団の一時点におけるある疾病を持つ人の割合を表す（人口10万対が多い）。厚生労働省が全国規模で３年に１回行う患者調査において，治療中の疾病別患者数を推計している*3。一般に急性疾患の有病率は低く，慢性疾患の有病率は高い。

有病率＝調査時点の患者数／調査時点の対象人口×10万（人口10万対）
時点有病率＝ある一時点で疾病を有する人数／危険曝露人口
期間有病率＝一定期間中に疾病を有した人数／危険曝露人口

演習2－1－①

平成29年患者調査において，全国での治療中糖尿病患者数（糖尿病:男184.8万人，女144.2万人）や高血圧性疾患などは表２－２のように推計されている。表２－３に示した同年人口から，人口10万対の糖尿病有病率と高血圧性疾患の総数及び男女別の有病率を計算しよう。

演習2－1－②

糖尿病や高血圧性疾患など，慢性疾患の有病率の傾向について，急性疾患と比較しつつ述べよう。また，その根拠を述べよう。

＊3　医療施設で受療した推計入院・外来患者数の受療率とは区別しておく。

表2－2　主要な疾病の総患者数

（単位：千人）　　平成29年10月

主な傷病	総　数	男	女
結　　核	18	8	10
ウイルス性肝炎	156	75	81
悪性新生物＜腫瘍＞	1,782	970	812
胃の悪性新生物＜腫瘍＞	196	135	61
結腸及び直腸の悪性新生物＜腫瘍＞	288	164	124
肝及び肝内胆管の悪性新生物＜腫瘍＞	56	38	19
気管，気管支及び肺の悪性新生物＜腫瘍＞	169	102	67
乳房の悪性新生物＜腫瘍＞	232	3	229
糖　尿　病	3,289	1,848	1,442
脂質異常症	2,205	639	1,565
血管性及び詳細不明の認知症	142	49	93
統合失調症，統合失調症型障害及び妄想性障害	792	379	414
気分[感情]障害（躁うつ病を含む）	1,276	495	781
アルツハイマー病	562	150	412
高血圧性疾患	9,937	4,313	5,643
心疾患（高血圧性のものを除く）	1,732	963	775
脳血管疾患	1,115	556	558
慢性閉塞性肺疾患	220	154	66
喘　　息	1,117	509	607
う　　蝕	1,907	832	1,075
歯肉炎及び歯周疾患	3,983	1,621	2,363
肝　疾　患	249	127	123
慢性腎臓病	393	242	151
骨　　折	677	249	428

注：総患者数は，表章単位ごとの平均診療間隔を用いて算出するため，男と女の合計が総数に合わない場合がある。

表2－3　全国推計人口（平成29年，令和2年）

（単位：千人）

平成29年	総　数	男	女	令和2年	総　数	男	女
	126,706	61,655	65,051		126,146	61,350	64,797

（資料　総務省統計局：平成29年，令和２年10月１日現在推計人口（総人口））

2 罹患率（incidence）

罹患とは，「疾病を発症する＝病気になる」ことである。罹患率はある特定の期間内（１年が多い）に新規発症した患者数で，地域や集団における単位人口（10万対が多い）当たりの罹患者数（新規登録者数）のことである。事故などでは同義語である発生数・率を用いる。

罹患率＝１年間の罹患者数／調査対象年央人口×10万

演習2－2

令和２年の日本の結核患者の新規登録者数＝罹患者数は12,739人であった。総人口は表２－３を参考に人口10万対罹患率を求めて表２－４に記入し，日本の結核罹患状況を考察しよう。

表2－4　諸外国と日本の結核罹患率（人口10万対）

国　名	罹患率	年　次	国　名	罹患率	年　次
米国	3.0	2019	ドイツ	5.8	2019
デンマーク	5.0	2019	オーストラリア	6.9	2019
オランダ	5.0	2019	イタリア	7.1	2019
スウェーデン	5.5	2019	英国	8.0	2019
カナダ	5.5	2019	フランス	8.7	2019
日本		2020			

（諸外国のデータは，WHO：TB country, regional and global profilesより）

3 致命率（case-fatality rate）

致命とは，「死に至る」ことである。致命率とはある疾病の罹患者数中の死亡者数の割合（主に％）であり，流行性の急性疾患（感染症・中毒など）によく用いられる。その疾病に罹患した場合の死亡確率を示すため，重篤度の指標となる。

なお，致命率は分母が罹患者数であることに注意し，死亡率と区別する必要がある。致命率は流行期間だけでなく，初発例から終息までの期間をとることが多い。

致命率＝一定期間の罹患者中の死亡者数／罹患者数×100（％）

4 死亡率（death rate, mortality rate）

粗死亡率（crude death rate）は人口1,000人当たり，各疾病の死亡率の場合は人口10万人当たりで示すことが多い。しかし，総人口がわからない場合は分母を全死亡者数で割った死亡割合を用いて比較することが多い（例：乳がんの全死因に占める死因別の死亡割合の国際比較）。

死亡率＝一定期間（通常１年間）の死亡者／調査対象年央人口×1,000または10万

5 生存率（survival rate）

ある病気と診断されてから一定期間後に生存している確率である。死因はその病気に関係のない自然死によるものも含まれる。がん治療では５年または10年を目安とし，５年（10年）生存率を用いてその予後の指標とするが，観察開始時の疾病の進行度に影響される。治療方法や施設間の比較に用いられることが多い。

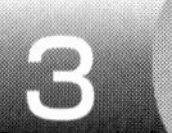

曝露効果の測定

曝露とは，内外のある要因に曝されることである。疫学調査における要因（変数）として，研究対象となっているアウトカムとの関連を評価する。ここではこれらの因子の有無や強度別に，曝露の生体への影響を測定し評価するための指標と，その解釈について学ぶ。

1 相対危険（relative risk：RR）

ある要因に曝露することによって，非曝露群に比べて何倍多く（少なく）疾病や健康障害になる危険があるかを示す。コホート研究などで対象とする曝露の有無（または強度）ごとに疾病の罹患率や死亡率が得られたときに算出できる。つまりRRは罹患率や死亡率の相対的な比である。

$$\mathrm{RR}=\frac{\text{曝露群の罹患率（または死亡率・発生率）}}{\text{非曝露群の罹患率（または死亡率・発生率）}}=\frac{a/(a+b)}{c/(c+d)}$$

相対危険の値より，曝露要因とある疾病の罹患（または死亡）について下記の関連性があると解釈することができる。

RR＝1：関連性なし
RR＞1：大きくなるほど曝露した人は罹患率（または死亡率）が高くなる（例：3の場合＝3倍高い）
RR＜1：曝露した人で罹患率（死亡率）が低くなる（例:0.25の場合＝1/4に低くなる）

演習2－3－①

A地域では，1年間に肺がん800例（非喫煙者200人，喫煙者600人）が発症し，新規登録された。A地域は人口200万人で非喫煙者率65%，喫煙者率35%であった。それぞれの群別に肺がんの罹患率（10万対）を求めよう。

演習2－3－②

演習2－3－①から肺がん罹患の相対危険（RR)を求め，A地域の肺がんと喫煙の関係について考察しよう。

2 寄与危険

寄与は曝露によって増加または減少した罹患や死亡などを示す。増加の場合はその曝露＝病因をとり除くことで予防が可能であることを示す。

寄与危険度は疾病頻度の差を示し，ある要因の曝露があった場合の疾病頻度の変化（増減）を示す。下式の疾病頻度には上記の罹患率や死亡率などが入る。

寄与危険度＝曝露群の疾病頻度－非曝露群の疾病頻度

寄与危険割合は，曝露群の患者のうち，何割がその曝露の原因によって疾病を発症したのかを示す。

$$寄与危険割合=\frac{曝露群の疾病頻度-非曝露群の疾病頻度}{曝露群の疾病頻度}$$

演習２－４

喫煙者の肺がんの罹患者数は１万人当たり500人，非喫煙者のそれは100人であった。

寄与危険度と寄与危険割合を算出し，それぞれ考察をしよう。

3 オッズ比（odds ratio）

症例対照研究や横断研究，メタアナリシスなどでRRが求められない場合にRRの近似値として求める。

オッズとは，ある現象が見られる確率と，見られない確率の比である。したがって，ORは２群のオッズの比で表す。ORが１より高いと，曝露によって危険性があることを意味する。

$$OR=\frac{症例群の（要因曝露人数／要因非曝露人数）}{対照群の（要因曝露人数／要因非曝露人数）}$$

$$=(a/c)/(b/d)$$

$$=ad/bc$$

得られたデータを次のような２×２表にまとめて算出してみよう。

人数（人）

	症例群（疾患A）	対照群（疾患Aでない）
曝露群	a	b
非曝露群	c	d

オッズ比は，疾患の頻度（ａやｃ）が低いときの相対危険にほぼ等しくなる。

$$疾病の頻度が低いRR \fallingdotseq \frac{a/b}{c/d}=ad/bc=OR$$

4 疫学の方法

1 記述疫学と分析疫学・介入疫学

記述疫学は「疾病と基本的属性（年齢，性，人種，職業，社会的階級，地理的位置など）の関連についての一般的な観察」と定義され，疫学調査や研究の基本的な第一段階である。または，横断研究や生態学的（集団間相関）研究を用いて疾病に関わる要因を推理し，仮説を導く研究方法である（例：人口動態調査，糖尿病実態調査）。

分析疫学は，症例対照研究やコホート研究などを用いて記述疫学による仮説で得られた疾病と要因の因果関係を検証する方法である。また，分析疫学の１つに介入疫学（実験疫学）があり，仮説要因をわざと曝露させ，疾病との因果関係を直接証明する方法で，無作為化比較対照試験（randomized control trial：RCT）などがある。

これらの疫学の位置づけを図２－１に示した。

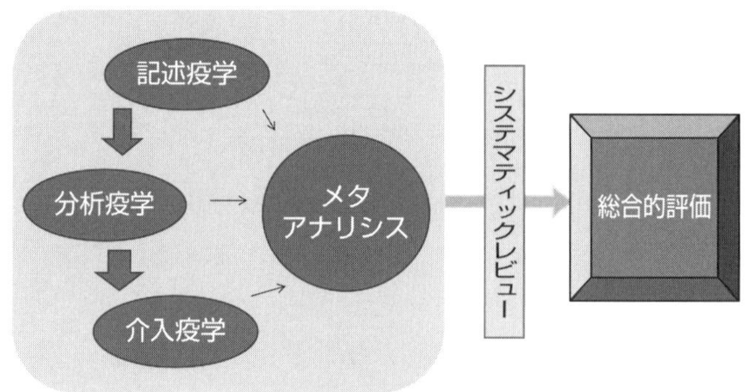

図２－１　総合的評価における疫学の位置づけ

2 生態学的研究・横断研究

生態学的（集団間相関）研究（ecological study）は，地域集団間と疾病の関連性の観察など，集団間でその特性と疾病（健康障害）との関連性を見る方法である。他の疫学研究に比べてバイアスや交絡因子が入りやすい。

例：国別の脂肪摂取量と乳がん死亡率の関連性，都道府県別の平均食塩摂取量と高血圧有病率との関連性

横断研究（cross-sectional study）は，一時点における身体状況や健康状態と曝露要因について，変数の相関性，平均値の差などで関連性を見る方法である。アウトカム変数を一度しか計測しないので，相対危険は算出できず，その近似値であるオッズ比しか算出できないが，比較的労力や経費は少ない。

例：ある一時点の身体活動と血中コレステロールの関係

3 コホート研究・症例対照研究

コホート研究（要因対照研究）は，罹患していない人を対象に仮説要因に曝露した群としていない群に分け，未来にわたって疾病（健康障害）の発生を調査比較する方法で，前向きコホート研究（縦断研究・追跡研究，図２－２）といい大部分を占める。これに対し，過去の記録上で追跡する場合は後ろ向きコホート研究という。罹患率や死亡率を直接求めることができるため，相対危険を算出することができるが，多人数を長期に観察するため労力と経費がかかりやすい。

一方，症例対照研究（患者対照研究，図２－３）は，疾病の罹患群と罹患していない群に分け，過去の要因の曝露歴を調査して比較する（後ろ向き研究）。大規模でなくても可能なため，比較的稀な疾患の研究にも利用される。

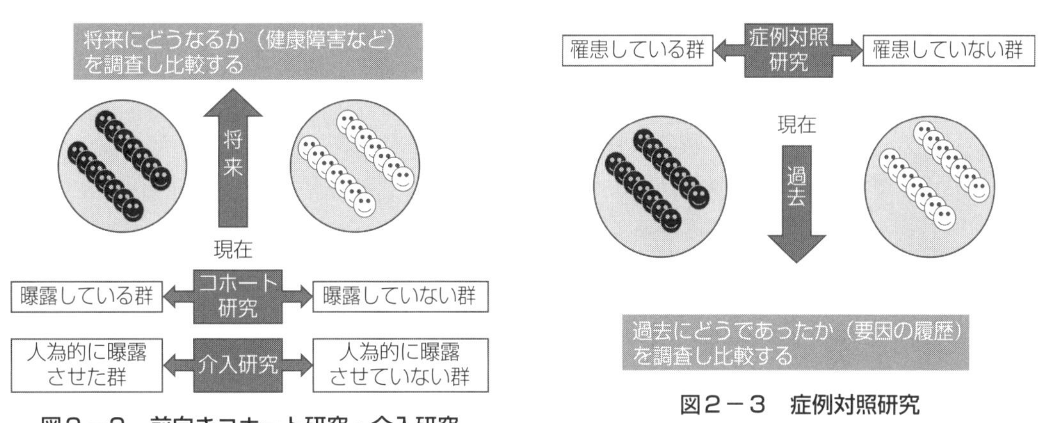

図２－２　前向きコホート研究・介入研究

図２－３　症例対照研究

4 介入研究

人為的な介入（曝露）を行い，一定期間後の効果や影響を比較する。費用や労力や安全性・倫理性が求められることから，一般的にはある程度の効果が予測されるものを用いて介入を行う。人への人為的介入となるため，安全性や侵襲度・苦痛について，自由意志による十分なインフォームド・コンセントを行うなど倫理面を考慮する。

2021（令和３）年に改正・制定された「人を対象とする生命科学・医学系研究に関する倫理指針」の基本方針は次のとおりである。

① 社会的及び学術的意義を有する研究を実施すること。

② 研究分野の特性に応じた科学的合理性を確保すること。

③ 研究により得られる利益及び研究対象者への負担その他の不利益を比較考量すること。

④ 独立した公正な立場にある倫理審査委員会の審査を受けること。

⑤ 研究対象者への事前の十分な説明を行うとともに，自由な意思に基づく同意を得ること。

⑥ 社会的に弱い立場にある者への特別な配慮をすること。

⑦ 研究に利用する個人情報等を適切に管理すること。

⑧ 研究の質及び透明性を確保すること。

5 因果関係

記述疫学で仮説が得られたら，その因果関係の妥当性を検証する必要がある。基準は一般に5基準がある。

① 関連の一致性（consistency）
その要因（原因）と結果に人・場所・時間の普遍性があるか

② 関連の強固性（strength）
量―反応関係が用量依存的に成立するか

③ 関連の特異性（specificity）
要因（原因）と結果の関連が両方向から特異的に見られるか

④ 関連の時間性（temporality）
要因（原因）の後に結果が起こるという時間的順序は仮説どおりか

⑤ 関連の整合性（coherence）
これまでの体系と矛盾しないか

6 バイアスと交絡因子

疫学研究で起こりうる真の値との誤差には，偶然誤差と系統誤差がある。偶然誤差は標本抽出時に起こる確率的に起こる誤差で，対象者を増やすことで防止できる。系統誤差は原因があって起こるもので，選択バイアスと情報バイアスと交絡がある。

本来対象者の背景は群間で同質であることが望ましいが，選択バイアスは，母集団から抽出する際に偏りが生じている場合に生じる。情報バイアスは，記憶バイアスと面接者バイアスと診断バイアスがあるが，これらのバイアスは減らすことが可能である。

交絡は解析段階で補正できるものがあるが，バイアスはサンプリングの段階で起こるため解析の段階では取り返しがつかない。研究デザインの段階でバイアスや交絡を減らし，解析方法によって交絡を補正することによって，得られた研究結果の妥当性や信頼性を高めることができる。

症例対照研究では過去の記憶を調査するため，選択バイアスや情報バイアス（記憶バイアスや面接者バイアス）が入りやすい。

コホート研究では選択バイアスは起こりにくいが，群分けの情報を持つ医師による疾患の診断では情報バイアス（診断バイアス）が入りやすい。

つまり，バイアスや交絡の少ない研究デザインや，交絡因子を補正した解析方法を用いた研究ほどその研究結果はエビデンスレベルが高い。

表2－5　誤差とバイアス

	偶然誤差	系統誤差
サンプリング誤差	サンプル数が少ないとき	選択バイアス 参加バイアス
測定誤差	指標：信頼性 測定者 対象者 測定方法	指標：妥当性 測定者バイアス 対象者バイアス 測定手段バイアス

演習2－5

コホート研究と症例対照研究を比較した際の長所と短所を３つ以上，下記の表にまとめよう。

分析疫学	コホート研究	症例対照研究
長所		
短所		

演習2－6

A～Gについて，エビデンスレベルが高い順に並べよう。

A：生態学的研究
B：横断研究
C：ケーススタディ（事例研究）
D：コホート研究
E：専門家の意見
F：症例対照研究
G：無作為化比較対象試験（RCT）

演習２－７

Ａ博士は食品Ｂの中のがん予防成分Ｘを発見した。その研究経過を次に示す。

【1】○県は△県に比べて，食品Ｂを食べている人が多く，がんの罹患率が少ないことを発見した。

【2】がん患者35人と健康な人65人に食品Bの摂取調査を行ったところ，摂取している60人のうちがん患者は10人で，摂取していない人40人のうちがん患者は25人であった。

【3】食品Ｂを摂取している人とそうでない人を1,000人ずつランダムに抽出して，１年後にがんの罹患を調査したところ，Ｂ食品を摂取していない人は摂取している人に比べてがん罹患率が８倍であった。

【4】Ｂ食品の主成分を抽出してＸ薬を作り，インフォームド・コンセントが得られたボランティア100人を，Ｘ薬群と偽薬群各50人に割り付けた。１年間摂取した効果を比較すると，Ｘ薬群は偽薬群に比べて有意にがんの発症が低かった。

【5】これらの結果から食品Ｂの中のＸはがん予防の効果があると結論づけた。

演習２－７－①

【1】の内容のことがわかる疫学研究の方法を何というか。またどのような仮説が得られるか考えてみよう。

演習２－７－②

【2】のような疫学研究の方法を何というか。またオッズ比を計算し，食品Ｂとがん罹患について考察しよう。

演習２－７－③

【3】のような疫学研究の方法を何というか。

演習２－７－④

【4】のような疫学研究の方法を何というか。この試験で，食品Ｂを摂取するとがんの罹患率が少ないことが認められたが，多くの人は食品Ｂを食べると同時に飲み物Ｃを飲んでいることがわかった。飲み物Ｃはすでにがん予防因子として報告が多い。この場合，飲み物Ｃによる誤差を何というか。また，これを防止するにはどうしたらよいか考えてみよう。

演習２－７－⑤

食品Ｂががんを予防するという因果関係を検証する５つの基準をあげ，それぞれ具体例をあげてみよう。

7 食中毒集団発生における原因食調査

食中毒の発生状況を把握するため，医師からの届出に基づき食中毒統計が行われている。この統計は，食品衛生法に基づいて1947（昭和22）年から実施されている。患者数は2020年（令和２年）には約１万5,000人であり，減少傾向である。

次の2020（令和２）年の食中毒統計資料（表２－６～８）を用いて，演習２－８－①～⑤に答えてみよう。

表2－6　令和2年：病因物質別食中毒発生状況

病因物質	総数	
	事件	患者
総　数	887	14,613
細　菌	273	9,632
サルモネラ属菌	33	861
ぶどう球菌	21	260
ボツリヌス菌	－	－
腸炎ビブリオ	1	3
腸管出血性大腸菌（VT産生）	5	30
その他の病原大腸菌	6	6,284
ウェルシュ菌	23	1,288
セレウス菌	1	4
エルシニア・エンテロコリチカ	－	－
カンピロバクター・ジェジュニ／コリ	182	901
ナグビブリオ	－	－
コレラ菌	－	－
赤痢菌	－	－
チフス菌	－	－
パラチフスA菌	－	－
その他の細菌	1	1
ウイルス	101	3,701
ノロウイルス	99	3,660
その他のウイルス	2	41
寄生虫	395	484
クドア	9	88
サルコシスティス	－	－
アニサキス	386	396
その他の寄生虫	－	－
化学物質	16	234
自然毒	84	192
植物性自然毒	49	127
動物性自然毒	35	65
その他	3	19
不　明	15	351

表2－7　令和2年：原因食品別食中毒発生状況

原因食品	総数	
	事件	患者
総　数	887	14,613
魚介類	299	711
貝　類	16	50
ふ　ぐ	20	26
その他	263	635
魚介類加工品	13	69
魚肉練り製品	－	－
その他	13	69
肉類及びその加工品	28	682
卵類及びその加工品	2	107
乳類及びその加工品	－	－
穀類及びその加工品	－	－
野菜及びその加工品	43	161
豆　類	－	－
きのこ類	27	71
その他	16	90
菓子類	2	63
複合調理食品	45	4,403
その他	284	8,089
食品特定	13	39
食事特定	271	8,050
不　明	171	328

表2－8　食中毒事件数・患者数などの年次推移

年次	事件数	患者数	死者数	1事件当たりの患者数	罹患率（人口10万対）	死亡率（人口10万対）
昭和56	1,108	30,027	13	27.1	25.5	0.0
57	923	35,536	12	38.5	29.0	0.0
58	1,095	37,023	13	33.8	31.0	0.0
59	1,047	33,084	21	31.6	27.5	0.0
60	1,177	44,102	12	37.5	36.4	0.0
61	899	35,556	7	39.6	29.2	0.0
62	840	25,368	5	30.2	20.7	0.0
63	724	41,439	8	57.2	33.7	0.0
平成元	927	36,479	10	39.4	29.6	0.0
2	926	37,561	5	40.6	30.4	0.0
3	782	39,745	6	50.8	32.0	0.0
4	557	29,790	6	53.5	23.9	0.0
5	550	25,702	10	46.7	20.6	0.0
6	830	35,735	2	43.1	28.6	0.0
7	699	26,325	5	37.7	21.2	0.0
8	1,217	46,327	15	38.1	36.8	0.0
9	1,960	39,989	8	20.4	31.7	0.0
10	3,010	46,179	9	15.3	36.5	0.0
11	2,697	35,214	7	13.1	27.8	0.0
12	2,247	43,307	4	19.3	34.2	0.0
13	1,928	25,862	4	13.4	20.3	0.0
14	1,850	27,629	18	14.9	21.7	0.0
15	1,585	29,355	6	18.5	23.0	0.0
16	1,666	28,175	5	16.9	22.1	0.0
17	1,545	27,019	7	17.5	21.1	0.0
18	1,491	39,026	6	26.2	30.5	0.0
19	1,289	33,477	7	26.0	26.2	0.0
20	1,369	24,303	4	17.8	19.0	0.0
21	1,048	20,249	0	19.3	15.9	0.0
22	1,254	25,972	0	20.7	20.3	0.0
23	1,062	21,616	11	20.4	16.9	0.0
24	1,100	26,699	11	24.3	20.9	0.0
25	931	20,802	1	22.3	16.3	0.0
26	976	19,355	2	19.8	15.2	0.0
27	1,202	22,718	6	18.9	17.9	0.0
28	1,139	20,252	14	17.8	16.0	0.0
29	1,014	16,464	3	16.2	13.0	0.0
30	1,330	17,282	3	13.0	13.7	0.0
令和元	1,061	13,018	4	12.3	10.3	0.0
2	887	14,613	3	16.5	11.6	0.0

（出典　厚生労働省：食中毒統計（表2－6～8））

演習2－8－①

食中毒統計の病因物質は厚生労働省により指定されている。指定されている食中毒原因細菌を16種類あげよう。

演習2－8－②

表2－6より，令和2年の病因物質別の事件数が1位と2位は何か。
また，病因物質別の患者数が1位と2位は何か。

演習2－8－③

表2－7より，令和2年の食中毒の原因食品別の事件数1位は何であったか，その発生率を計算して求めよう。また，原因食品別の患者数が1位の食品（その他を除く）と，その発生率を計算して求めよう。

演習2－8－④

表2－8より，死者数・1事件当たりの患者数・人口10万対の罹患率の年次推移をグラフ化し，考察しよう。

演習2－8－⑤

例年患者数の多いノロウイルスの大流行を食い止める方策を立てることになった。
この食中毒の季節傾向や特徴について調べ，エビデンスを用いて予防啓発のプランを作り，記述しよう。

5 スクリーニング

スクリーニングテスト（screening test）は，特定集団を対象に，特定の疾病を有する確率の高い人を選別する方法である。スクリーニングとは「篩（ふる）い分け，選別」という意味で，疾病であるか否かを選別するものである。

スクリーニングテストは多数集団から安価で簡便な検査によって，症状が出現する以前に疾病罹患の可能性のある人を選別する手法であり，早期診断，早期治療を施すことで発病予防や予後を改善できる。

一般的には，敏感度の高いスクリーニング検査によって真の疾患を見逃さないよう絞り込み，敏感度の高い他の疾患の除外検査で，陰性であれば除外（除外診断）する。そして，最終的には特異度の高い検査で診断を確定（確定診断）する。

スクリーニング検査の種類は幅広く，アルコール問診テストやアルコールパッチテストもその検査である。新生児マススクリーニングやがん検査の例を表２－９に示した。新生児マススクリーニング検査は，生後４～６日の新生児を対象としたアミノ酸や糖の代謝異常，甲状腺や副腎の内分泌異常についての検査であり，異常をそのままにすると，身体や知能に障害が残ることがあるが，早期発見，早期治療によって健常に成長できる可能性が高まるので有用である。

表2－9 スクリーニング検査の例

新生児マススクリーニング検査	
アミノ酸代謝異常	フェニールケトン尿症，ホモシスチン尿症，メープルシロップ尿症
糖質代謝異常	ガラクトース血症
内分泌疾患	先天性甲状腺機能低下症，先天性副腎過形成症
がんのスクリーニング検査	
皮膚癌	皮膚の診察，全身の写真撮影
肺癌	胸部X線検査，喀痰細胞診，低線量螺旋CT検査
直腸癌・大腸癌	便潜血検査，直腸検査，S状結腸・結腸鏡検査
前立腺癌	直腸検査，前立腺特異抗原（PSA）血液検査
精巣癌	精巣自己触診
子宮癌，卵巣癌	内診
子宮頸癌	パパニコロー検査（Pap：子宮頸部の細胞診），ヒトパピローマウイルス（HPV）遺伝子型
乳癌	乳房自己触診，乳房診察，マンモグラフィ

なお，スクリーニングテスト実施の条件（妥当性）として，下記がある。

・目的とする疾病が重要な健康問題である

・目的とする疾病に潜伏期や無症状期がある

・確定診断のための手段や施設がある

・適切な治療法がある
・頻度が高い疾病に対する実施である
・頻度が低くても早期治療しなければ重大な後遺症が残る場合（新生児の場合等）
・検査は精度，再現性，敏感度，特異度などの有効性が高い
・検査方法が集団に対して適応可能，簡便性・費用などで受け入れやすい

スクリーニング検査の良否を判定するには，検査判定と疾病有無の分割表を作成し，敏感度や特異性などを計算する。敏感度，特異度，陽性反応的中度，陰性反応的中度はいずれも数値が大きいほどよく，偽陽性率，偽陰性率は小さいほどよい検査である。これらを計算する際には次の分割表（表２－10）を作成すると理解しやすい。

表2－10　スクリーニング検査の分割表

	検　査		合　計
	疾病あり	疾病なし	
陽性(＋)	真陽性（a）	偽陽性（b）	陽性者（a＋b）
陰性(－)	偽陰性（c）	真陰性（d）	陰性者（c＋d）
合　計	疾病・異常者（a＋c）	健康・正常者（b＋d）	検査対象者（a＋b＋c＋d）

演習2－9

スクリーニング検査の目的と実施するための条件（妥当性）をまとめよう。

1 敏感度（sensitivity），特異度（specificity）

敏感度（感度）は検査（診断）が疾病を有する（真陽性）者を正しく同定する能力である。したがって疾病・異常者（a＋c）における，真陽性者（a）の割合で示す。

$$敏感度＝\frac{真陽性者数（a）}{疾病あり人数（a+c）}\quad（×100（\%））$$

一般に敏感度が高い検査は，その疾病を有する大部分の人を検査陽性として検出できるため，スクリーニング検査として有用である。この場合，偽陰性で検出される確率も低い検査であるため，除外診断（陰性ならその疾病の確立が低い）にも用いられる。

特異度は，ある検査（診断）が，疾病でない人を正しく陰性と検出する能力である。疾病のない人（b＋d）のうち，真陰性者（d）の割合である。

$$特異度＝\frac{真陰性者数（d）}{疾病なし人数（b+d）}\quad（×100（\%））$$

特異度が高い検査は，その疾病でない人を疾病者と間違える確率（偽陽性）が低いことを示し，疾患がない人を健康と診断できる確率が高い検査である。その疾病に罹患していなければ，検査陰性となる確率が高いことを意味する。このような検査で陽性となれば，その疾病に罹患している確率が高いことを意味し，確定診断に有用な検査である。

敏感度，特異度ともに高い検査は，偽陽性，偽陰性となる確率が低い。検査陽性ならばその疾病に罹患しており，陰性ならば罹患していないといえる。このような検査は確定診断に用いられ，おおむね侵襲性のリスクが大きいか，高額な機器が必要で検査コストが高い場合が多い。

2 陽性反応的中度（positive predictive value：PPV），陰性反応的中度（negative predictive value：NPV）

陽性反応的中度は検査陽性者の中で実際に疾病のある人（真陽性者）の割合である。

$$\text{PPV}=\frac{\text{真陽性者数（a）}}{\text{検査陽性者数（a+b）}}\quad(\times 100\ (\%))$$

陰性反応的中度は検査陰性者の中で実際に疾病でない人（真陰性者）の割合である。

$$\text{NPV}=\frac{\text{真陰性者数（d）}}{\text{検査陰性者数（c+d）}}\quad(\times 100\ (\%))$$

3 偽陽性率（fail positive），偽陰性率（fail negative）

偽陽性率は，実際に疾病でない人のうち，検査が偽陽性となった人の割合である。

$$\text{偽陽性率}=\frac{\text{偽陽性者数（b）}}{\text{疾病なし人数（b+d）}}\quad(\times 100\ (\%))$$

偽陰性率は，実際に疾病である人のうち，検査が陰性となった人の割合である。

$$\text{偽陰性率}=\frac{\text{偽陰性者数（c）}}{\text{疾病あり人数（a+c）}}\quad(\times 100\ (\%))$$

4 カットオフ値（cut-off point），ROC曲線

カットオフ値は定量・半定量的な検査結果を定性的（検査陽性か検査陰性か）に判定する基準で，陽性と陰性の境界の値であり，特定の疾病（病態）の有無を識別するための値である（図２－４）。しかし，検査は個人差や検査の技術的な誤差などを必ず含んでいるので，正常と判断する値にはある程度の幅を持たせる必要がある。多くの健常者の検査値を統計的に処理し，その大部分が含まれる範囲（基準範囲：図２－

5）を基本とし，これに各検査項目の特性を考慮したうえで正常とみなす範囲を決定する。

カットオフ値は最適な敏感度と特異度によって決まり，一般的な基準範囲は，正常者の95%が含まれる範囲である。例えば，血液成分の基準値の多くは正規分布に近い形を示す。均一な健常者集団の測定値は，成分ごとにほぼ一定した分布を示し，この中央の95%を占める範囲を一般に基準範囲といい，基準範囲の両端の値をそれぞれ基準下限値，基準上限値といい，健常者であっても５%は基準値から外れることになる（図２－５）。

もしも疾病群と非疾病群の検査値の分布が重なっていなければ，両者の分布の間にカットオフ値を設定するが，ほとんどの検査は重なっている。そこで，それぞれのカットオフ値に対する敏感度と特異度を求めて，両者の値が最も高くなる値を設定することが多い。また，敏感度と特異度はトレードオフ（trade off：両立しない）の関係であり，敏感度を上げるためにカットオフ値を左にずらせば特異度が下がり，特異度を上げるためにカットオフ値を右にずらせば敏感度が下がる（図２－４）。

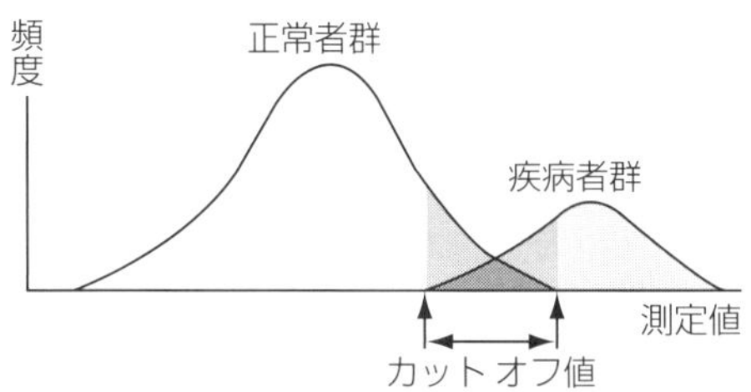

図２－４　健康者群と疾病者群における検査値分布とカットオフ値

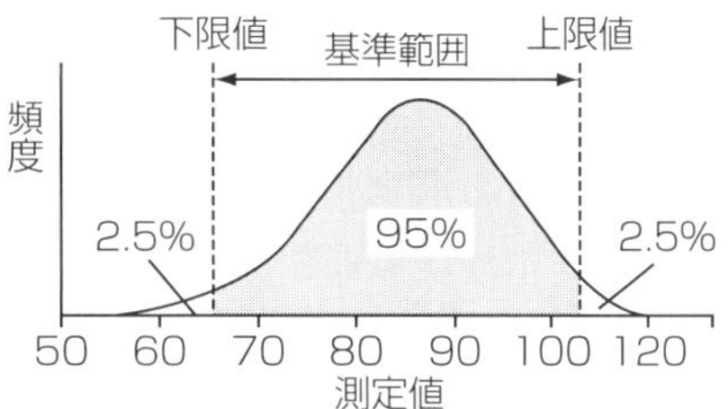

図２－５　基準分布と基準範囲

ROC曲線（receiver operating characteristic curve : reactive operation curve）はいくつかのカットオフ値を選んで，そのときの敏感度・特異度を算出し，縦軸に敏感度（真陽性率），横軸に偽陽性率（１－特異度）の百分率（%）を描き，各カットオフ値の敏感度・特異度をプロットすると縦軸，横軸ともに始点は０（%），最大値は100（%）のグラフとなる（図２－６）。

理想的な検査は敏感度100%，特異度100%で，これをプロットすると縦軸100と横軸０（100－特異度100%）を通り，X軸と平行な直線となる。精度の高い検査ほど左に突出した曲線を示す（敏感度が高く偽陽性率が低い）。一方，横軸と縦軸の値が同じ点が連なった状態，すなわち０から斜め45度線上の直線の場合は，敏感度（真陽性率）と偽陽性率が等しいために意味がない検査といえる。

疾病群と非疾病群の検査値の分布の平均値（ピーク）が離れているほどROC曲線は左上方に突出する。ROC曲線の形状はカットオフ値の設定の仕方（観察者の判定基準）に影響を受けない。

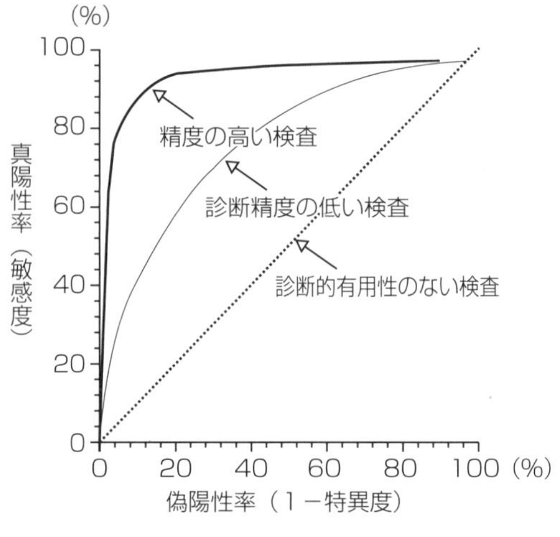

図2－6 ROC曲線

演習2－10

100名にスクリーニング検査を行った。スクリーニング陽性者のうち，実際に疾病ありの人は6名，疾病なしの人は9名であり，スクリーニング陰性者のうち，実際に疾病なしの人は81名，疾病ありの人は4名であった。この検査について，下記の表を完成させ，敏感度，特異度，陽性反応的中度，陰性反応的中度，偽陽性率，偽陰性率をそれぞれ計算し，このスクリーニング検査について総合評価してみよう。

	疾病あり	疾病なし	合 計
スクリーニング陽性（＋）			
スクリーニング陰性（－）			
合 計			100

●参考文献●

・厚生労働省：食中毒統計 各年調査
・木村美恵子，徳留信寛：公衆衛生学第2版，化学同人，2008
・Jerry R Thomas／田中喜代次訳：身体活動科学における研究方法，NAP，2004
・北田善三，須崎尚編著：カレント社会・環境と健康 改訂公衆衛生学，建帛社，2020

■演習の解答■

演習２－１－①

糖尿病有病率（総数）＝3289／126706×10万
＝2596
男＝2997
女＝2217

高血圧性疾患有病率（総数）＝9937／126706×10万
＝7843
男＝6995
女＝8675

演習２－２

日本の結核罹患率：10.1

考察例：日本の結核の罹患率は欧米先進国より高い水準にある。
（また，近隣アジア諸国よりも低く，罹患率は減少傾向にあり，欧米先進国に近づいている。）

演習２－３－①

各群別に罹患率を算出する

全人口の肺がん罹患率：（800人／200万）×10万＝40
非喫煙者（非曝露群）：（200人／（200万×0.65））×10万＝15
喫煙者（曝露群）：（600人／（200万×0.35））×10万＝86

演習２－３－②

喫煙者の非喫煙者に対する肺がん罹患のRR＝86/15＝5.7

したがって，喫煙者の肺がん罹患率は，非喫煙者の罹患率の5.7倍であり，Ａ地域の喫煙者の肺がんの罹患リスクは非喫煙者の5.7倍である。

演習２－４

寄与危険度：400（喫煙者１万人当たり）
※肺がんになった患者のうち，喫煙（の曝露）が原因の患者は１万人当たり400人を占める。

寄与危険割合：80％
※肺がんになった患者のうち，喫煙（の曝露）が原因の患者は80％を占める。

演習２－５

分析疫学	コホート研究	症例対照研究
長所	（例）・罹患率を正確に計算できる ・寄与危険・相対危険を直接計算できる ・曝露情報のバイアスが生じにくい	（例）・時間がかからない ・労力がかからない ・経費がかからない ・追跡調査が不要 ・稀な疾患に有用
短所	（例）・時間がかかる ・費用がかかる ・労力がかかる	（例）・曝露要因の信頼度が低い ・罹患率を求めることができない ・寄与危険・相対危険を直接計算できない （オッズ比を計算して近似値とすることはできる）

演習２－６

Ｇ・Ｄ・Ｆ・Ａ・Ｂ・Ｃ・Ｅ

演習２－７－①

疫学研究の方法：生態学的研究
仮　　　　説：食品Ｂはがん予防作用を持つ。または，がんの原因は食品Ｂの摂取不足である。

演習２－７－②

疫学研究の方法：症例対照研究
オ　ッ　ズ　比：食品Ｂ摂取60人のうちがん罹患者10人なので食品Ｂ摂取におけるがん発症のオッズは
10／50＝0.2
食品Ｂ非摂取40人のうちがん罹患者25人なので食品Ｂ非摂取におけるがん発症のオッズは
25／15＝1.667
がん患者の対照群に対する食品Ｂ摂取のオッズ比は0.2／1.667＝0.120
考　　　　察：食品Ｂを摂取するとがん患者は0.120倍（約1/8）に少なくなることを示す。

演習２－７－③

疫学研究の方法：コホート研究

演習2－7－④

疫学研究の方法：無作為化比較対照試験

飲み物Cの誤差：交絡因子

誤差の防止方法：「飲み物Cを飲まずに食品Bを食べている人のみ解析する」「多変量解析を用いる」「過去の研究をもとに，この交絡因子を補正項目に入れて解析を行う」など。

演習2－7－⑤

解答例：

基　準	具　体　例
一致性	南国の若い人も北国の高齢の人も食品Ｂの不足はがんになりやすい。
強固性	食品Ｂの摂取が少ないほど用量依存的にがん罹患率が高い。
特異性	食品Ｂを食べない人にがんの罹患が多く，がんの罹患者は食品Ｂを食べていない人が多い。
時間性	食品Ｂを食べない状況が続いてがんに罹患したのであって，がんに罹患してから食品Ｂを食べないようになったのではない。
整合性	食品Ｂは発がん物質であるという報告がないなど，これまでの研究で本仮説との間に整合性はあるか。

演習2－8－②

病因物質別事件数１位：アニキサス　　２位：カンピロバクター・ジェジュニ／コリ

病因物質別患者数１位：その他の病原大腸菌　　２位：ノロウイルス

季節傾向：冬に多い

演習2－8－③

原因食品別事件数１位：魚介類299件

発生率：299 ／ 887×100＝33.7％

原因食品別患者数１位：複合調理食品4,403人（その他を除く）

発生率：4,403 ／ 14,613×100＝30.1％

演習2－8－④

考察例：

食中毒１事件当たりの患者数は平成３～４年で50名を超えていたが，近年（平成26年以降）は20名を下回っている。死亡数は平成28年に増加し，以降３～４人の低水準で推移している，など。

演習2－10

	疾病あり	疾病なし	合　計
スクリーニング陽性（＋）	6	9	15
スクリーニング陰性（－）	4	81	85
合　計	10	90	100

敏感度，特異度，陽性反応的中度，陰性反応的中度の割合は大きいほどよく，反対に，偽陽性率，偽陰性率は低いほど良好である。

敏　感　度：(６／(６＋４))×100＝60％　　不良

特　異　度：(81／(９＋81))×100＝90％　　良好

陽性反応的中度：(６／(６＋９))×100＝40％　　不良

陰性反応的中度：(81／(４＋81))×100＝95.3％　　良好

偽 陽 性 率：(９／(９＋81))×100＝10％　　取込み少ない

偽 陰 性 率：(４／(６＋４))×100＝40％　　見逃し多い

第3章　環 境 衛 生

1 室内環境の測定

1　騒音の測定
2　照度の測定
3　気温，気湿及び気流の測定
4　感覚温度の測定
5　室内空気環境の総合評価
6　輻射熱の測定
7　暑さ指数（wet-bulb globe temperature：WBGT）
8　室内空気の環境基準（浮遊粉じん，一酸化炭素，二酸化炭素，ホルムアルデヒド等）
9　空中微生物の環境基準
10　花粉(アレルゲン)
11　ハウスダスト(アレルゲン)

2 水質検査

1　飲料水の水質検査
2　公共用水の水質検査

3 産業保健

1　労働者を取り巻く状況の変化
2　健康に影響を与える労働環境
3　労働による健康障害の状況
4　労働衛生管理のしくみ
5　労働環境の変化
6　メンタルヘルス

4 学校環境衛生

1　学校環境衛生の目的と関係法令
2　学校環境衛生活動の進め方と内容
3　教室等の環境
4　飲料水等の水質及び施設・設備，水泳プール

5 手指の衛生検査

1　手洗い法
2　ふき取り法
3　スタンプ法（手形平板培地法）
4　グローブジュース法
5　ATPふき取り法
6　手指消毒法

1 室内環境の測定

1 騒音の測定

騒音規制法では，騒音とは「工場及び事業場における事業活動並びに建設工事に伴って発生する相当範囲にわたる騒音について必要な規制を行うとともに，自動車騒音に係わる許容限度を定めること等により，生活環境を保全し，国民の健康の保護に資することを目的とする」とある。典型的な7公害（大気汚染，水質汚濁，土壌汚染，騒音，振動，地盤沈下，悪臭）の中では騒音に関する苦情が最も多く，大部分が近隣騒音といわれるピアノ，テレビ，カラオケ，犬の鳴き声等である。図3－1に騒音が人に与える影響を示した。

環境基準は，地域の類型及び時間の区分ごとに表3－1の基準値の欄に掲げるとおりとし，各類型を当てはめる地域は，都道府県知事が指定する。

ただし，表3－2に掲げる地域に該当する地域（以下「道路に面する地域」という）については，表3－1によらず表3－2の基準値の欄に掲げるとおりとする。

表3－1 騒音の環境基準（1）

地域の類型	基準値	
	昼間	夜間
AA	50デシベル以下	40デシベル以下
A及びB	55デシベル以下	45デシベル以下
C	60デシベル以下	50デシベル以下

（注）1 時間の区分は，昼間を午前6時から午後10時までの間とし，夜間を午後10時から翌日の午前6時までの間とする。
2 AAを当てはめる地域は，療養施設，社会福祉施設等が集合して設置される地域など特に静穏を要する地域とする。
3 Aを当てはめる地域は，専ら住居の用に供される地域とする。
4 Bを当てはめる地域は，主として住居の用に供される地域とする。
5 Cを当てはめる地域は，相当数の住居と併せて商業，工業等の用に供される地域とする。

表3－2 騒音の環境基準（2）

地域の区分	基準値	
	昼間	夜間
A地域のうち2車線以上の車線を有する道路に面する地域	60デシベル以下	55デシベル以下
B地域のうち2車線以上の車線を有する道路に面する地域及びC地域のうち車線を有する道路に面する地域	65デシベル以下	60デシベル以下

備考 車線とは，1縦列の自動車が安全かつ円滑に走行するために必要な一定の幅員を有する帯状の車道部分をいう。この場合において，幹線交通を担う道路に近接する空間については，上表にかかわらず，特例として次表の基準値の欄（省略）に掲げる通りとする。

(1) 測 定 器 具

指示騒音計（JIS規格，写真），ストップウォッチ，記録用紙

(2) 測 定 方 法

測定場所の選定：交通騒音，街頭騒音，住宅地の騒音等を測定する。

測定：騒音計のマイクロホンを測定方向に向け，測定者１名，計時者１名，記録者１名で測定する。

測定回数：５秒間に１回の割合で50回測定する。

記録紙に記録：測定場所で，測定者，計時者，記録者が並び，計時者が５秒ごとに測定者の肩などに触れて知らせ，測定者が数値（dB：デシベル）を読み上げ，記録者が記録する。

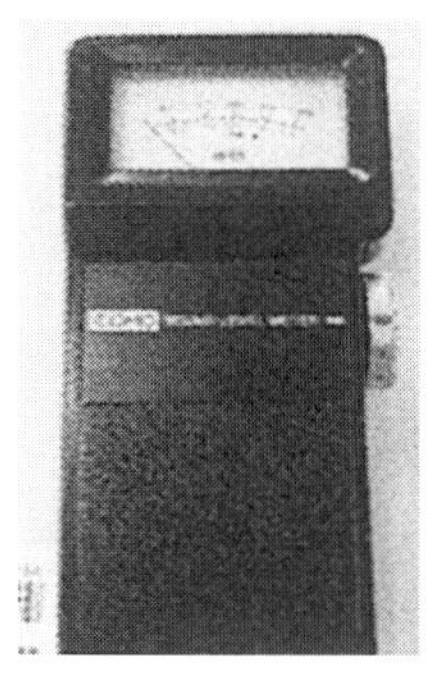

指示騒音計

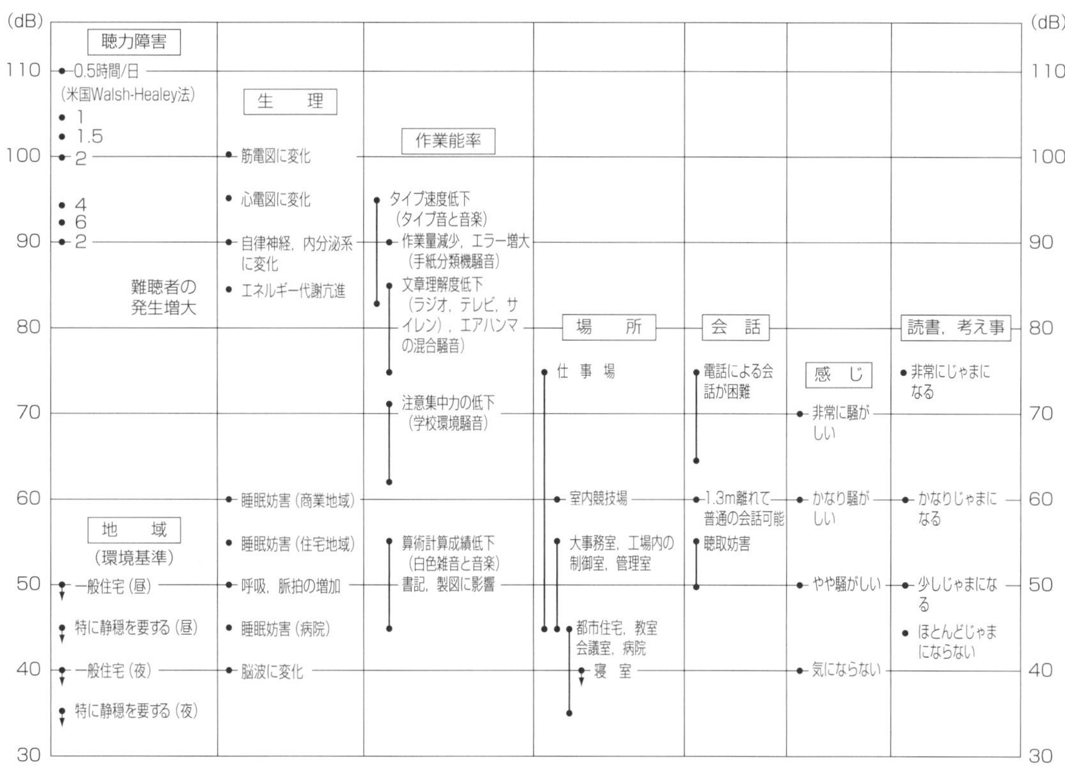

図３－１　騒音が人に与える影響

（3）中央値及び90%レンジの計算例

1）某大学正門前における測定

騒音測定を50回行った結果を表3－3に示した（最低値36dB，最高値70dB）。

表3－3 学校正門前における騒音測定結果

回数	dB	回数	dB	回数	dB	回数	dB	回数	dB
1	40	11	50	21	56	31	58	41	50
2	42	12	52	22	70	32	48	42	46
3	50	13	64	23	50	33	44	43	44
4	40	14	44	24	46	34	50	44	42
5	38	15	46	25	40	35	64	45	40
6	38	16	54	26	44	36	60	46	40
7	40	17	60	27	48	37	54	47	40
8	44	18	54	28	48	38	62	48	38
9	50	19	50	29	60	39	48	49	36
10	42	20	55	30	60	40	46	50	40

2）頻数と累積度数

上記の測定の頻数と累積度数は，40dBが8回，50dBが7回等であった（表3－4）。

表3－4 頻数と累積数

dB	頻数	累積度数	dB	頻数	累積度数	dB	頻数	累積度数
36	1	1	48	4	28	60	4	46
37	0	1	49	0	28	61	0	46
38	3	4	50	7	35	62	0	47
39	0	4	51	0	35	63	0	47
40	8	12	52	1	36	64	2	49
41	0	12	53	0	36	65	0	49
42	3	15	54	3	39	66	0	49
43	0	15	55	1	40	67	0	49
44	5	20	56	1	41	68	0	49
45	0	20	57	0	41	69	0	49
46	4	24	58	1	42	70	1	50
47	0	24	59	0	42			

3）中央値及び90%レンジの計算

使用器具：方眼紙（A４判）・定規（20cm～30cm）・電卓

測定値の度数と累積度数表を作成し，それを基に累積度数曲線を作成する。

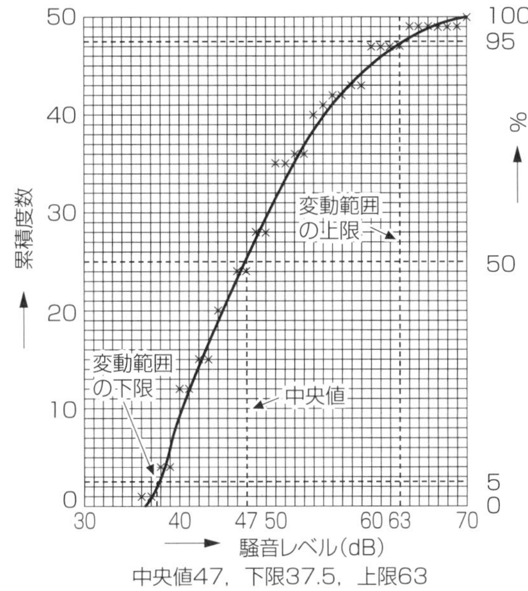

図3－2　中央値と90%レンジの算出例

中央値は，50%値から垂線を下ろし，測定値が中央値である。

90%レンジは，５%及び95%の切線から垂線を下ろしたものが90%レンジである。

2 照度の測定

学校，工場，事務所などは照度基準が設定されている。教室，実験室，厨房などの照度を測定し，良好な室内環境の維持に努める必要がある。

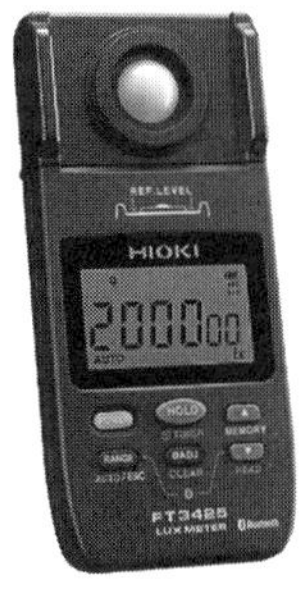

照度計
(日置電機㈱)

(1) 測定器具

デジタル照度計（写真）

(2) 測定方法

測定場所の選定：教室，廊下，実験室，トイレなどの明るさを測定する。

測定：測定者１名，記録者１名

測定回数：測定面に照度計の感光部を水平に保ち，本体の指針の目盛りを読み取り記録する。照度計の目盛りは２段階切り替えになっており，教室の窓際などの測定には高照度(5000×10)で，廊下などの測定には低照度(500×10)で測定する。測定場所の高さは，立作業で１m，座作業の場合は40㎝の高さで測定する。感光部に垂直に光が当たるようにし，測定者の影にならないよう，また，衣類などの反射光に注意して測定する。

(3) 測定の実際

教室の窓際，中間部，廊下側など，また，点灯した場合などの照度（Lx：ルクス）を測定する。同様に，学内の各箇所で測定し，良好な環境であるかを判定する。

（4）測　　定

教室の窓際，中間部，廊下側など，また，点灯した場合などの照度を測定する。同様に，学内の各箇所で測定し，良好な環境であるかを判定する。測定終了後，平均値，標準偏差（第１章参照）などを計算し，レポートにまとめる。

表3－5　測定値（Ａ教室）

廊下側・教卓	420Lx	中央・教卓	666Lx	窓側・教卓	676Lx
廊下側・中央	302Lx	中央・中央	310Lx	窓側・中央	286Lx
廊下側・後方	316Lx	中央・後方	314Lx	窓側・後方	533Lx

表3－6　学校における領域，作業又は活動の種類別の基準

領域	種類	基準	領域	種類	基準
作業	精密工作	1000	執務空間	保健室	500
	精密実験	1000		研究室	500
	精密製図	750		職員室，事務室	300
	美術工芸製作	500		印刷室	300
	板書	500	共用空間	会議室	500
	キーボード操作	500		集会室	200
	図書閲覧	500		放送室	500
学習空間	製図室	750		宿直室	300
	被服教室	500		厨房	500
	電子計算機室	500		食堂，給食室	300
	実験実習室	500		書庫	200
	図書閲覧室	500		倉庫	100
	教室	300		ロッカー室，便所，洗面所	200
	体育館	300		階段	150
	講堂	200		非常階段	50
				廊下，渡り廊下	100
				昇降口	100
				車庫	75

単位：Em（Lx）

表3－7　事務所の照度基準　　単位：Lx

<table>
<tr><th>照度段階</th><th colspan="3">場　　所</th><th>作業</th></tr>
<tr><td>2000</td><td rowspan="2">玄関ホール
（昼間）</td><td colspan="2">—</td><td rowspan="2">設計，製図，タイプ，計算，キーパンチ</td></tr>
<tr><td>1000</td><td colspan="2">事務室ａ，営業室，設計室，製図室</td></tr>
<tr><td>500</td><td rowspan="2">待合室，食堂，調理室，診察室，娯楽室，修養室，守衛室，エレベータホール</td><td colspan="2">事務室ｂ，役員室，会議室，集会室，応接室，印刷室，電話交換室，電子計算機室，制御室，受付，玄関ホール（夜間），電気室，機械室などの配電盤，計器盤</td><td>—</td></tr>
<tr><td>200</td><td>書庫，倉庫室，講堂，エレベーター</td><td rowspan="2">洗場，湯沸室，浴室，作業室，電気室，機械室，廊下，階段，洗面所，便所</td><td>—</td></tr>
<tr><td>100</td><td colspan="2">喫茶室，休養室，宿直室，更衣室，書庫，玄関（車寄せ）</td><td>—</td></tr>
<tr><td>50</td><td colspan="3">非　常　階　段</td><td>—</td></tr>
</table>

3 気温，気湿及び気流の測定

人の感じる暑さ，寒さ，快，不快などは，気温，気湿及び気流の3つの物理的要因によって決まる。気温が高くても，湿度が低ければ，涼しさを感じ，気温が高くて，湿度が高ければより一層蒸し暑さを感じる。さらに，気温，湿度が低く，風があればより一層寒さを感じる。

気象用語に真冬日，真夏日等があり，以下のとおりである。

真冬日：最高気温が0℃以下の日

冬　日：最低気温が0℃以下の日

夏　日：最高気温が25℃以上の日

真夏日：最高気温が30℃以上の日

猛暑日：最高気温が35℃以上の日

熱帯夜：夜間の気温が25℃以上のこと

これらは気温で表す温熱指標である。

気湿（湿度）は空気中に含まれる水蒸気量であり，一般的には相対湿度で表される。これらの測定方法は次のとおりである。

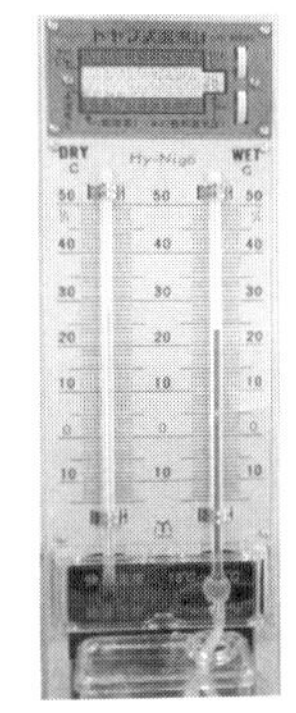

オーガスト乾湿計

左（乾球温度計）

右（湿球温度計）

(1) 気温・気湿の測定

1) 測定器具

オーガスト乾湿計またはアスマン通風湿度計，カタ寒暖計

ここでは，オーガスト乾湿計を用いる方法で実施する。

乾球温度計はそのままの状態，湿球温度計は，幅約5cm，長さ約10cmのガーゼで温度計の球部を包み，水が入った容器に浸す。

2) 測定方法

乾球温度計で気温，湿球温度計で湿球温度を測定する。乾球と湿球の温度差を読み取り，機器に表示されている湿度表から相対湿度を算出する。

(2) 不快指数（discomfort index：DI）

不快指数はアメリカで考案され，気温と湿度の組み合わせで求めた体感温度を華氏の数字で表現したものである。アメリカでは温湿指数という。事務室や工場内の暖冷房にどのくらいの電力が必要かを予測する目安として使われ始めた[1)]。本指数には気流の要素は考慮されていないので，快・不快さを示す指標としては不十分である。

不快指数＝0.81×気温＋0.01×相対湿度（0.99×気温－14.3）＋46.3

不快指数と体感の関係は以下の通りである。

～55	寒い	65～70	快い	80～85	暑くて汗が出る
55～60	肌寒い	70～75	暑くない	85～	暑くてたまらない
60～65	何も感じない	75～80	やや暑い		

(3) カタ寒暖計による空気の冷却力の測定

人体は周囲の気温が高く，風がなく，乾いた状態ならば，表面から失われる熱量は少なく，熱さを感じる。一方，周囲の気温が低く，風があり，濡れていれば，人体の表面から奪われる熱量は多くなり，相対的に寒さを感じる。この空気の冷却力をカタ冷却力という。

1) 測定器具

カタ寒暖計，100mL容量のビーカーに約65℃の温湯80mL，ストップウォッチ，約5cm四方のガーゼ，輪ゴム

2) 測定方法

カタ寒暖計の球部表面積の単位面積から単位時間に放出される熱量（ミリカロリー）で表される。

乾カタ冷却力と湿カタ冷却力を測定する。

3) 乾カタ冷却力の測定（図3－3）

- カタ寒暖計を温湯に浸し，アルコール柱を上部の安全球まで上昇させる。
- 球部の水をガーゼなどでふき取り，測定場所に静置する。
- アルコール柱が38℃の線から35℃の線まで下がるのに要する時間を測定する。

これを3～5回繰り返し，平均値を以下の式から算出する。

H＝F／T
　H：カタ冷却力
　F：カタ係数（アルコール柱が38℃より35℃まで下がるのに失われる熱量）
　T：アルコール柱の下降する時間（秒）

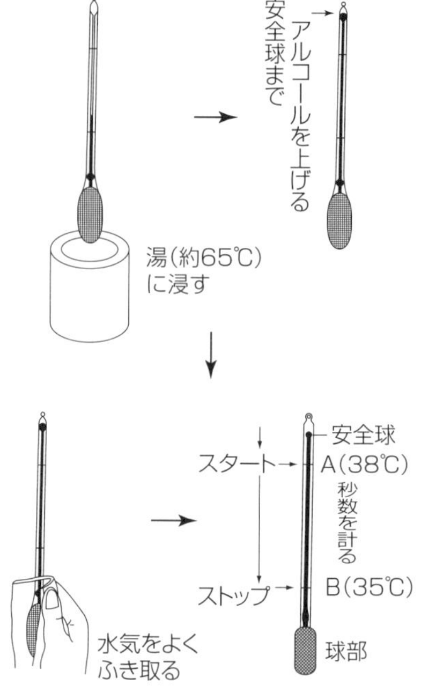

図3－3　カタ寒暖計測定法

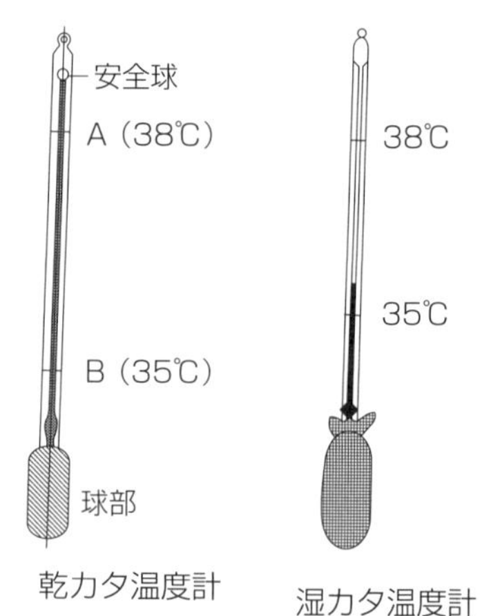

図3－4　乾カタ・湿カタ温度計

F値は，カタ寒暖計の球部または温度目盛りの裏側に記載してある。カタ寒暖計によって異なるので注意が必要である。ここでは，カタ温度計による気流の測定法で実施する。

4) 湿カタ冷却力の測定

球部を湿らせたガーゼで包んだ場合の冷却力を測定する。

湿らせたガーゼですばやく包み，輪ゴムでガーゼが落ちないように保定する。

(4) 気流の測定

カタ寒暖計による気流の測定を行う。

1) 測定器具

カタ寒暖計，100mL容量のビーカーに約70℃の温湯80mL，ストップウォッチ，約5㎝四方のガーゼ，輪ゴム

2) 測定方法

上述の方法にて，測定場所のカタ冷却力を測定し，以下の式より算出する。

気流1m/sec以下の場合
（H／θが0.6よりも小さい場合）

$$V=\left(\frac{H/\theta-0.20}{0.40}\right)^2$$

気流1m/sec以上の場合
（H／θが0.6よりも大きい場合）

$$V=\left(\frac{H/\theta-0.13}{0.47}\right)^2$$

V：気流　H：カタ冷却力　θ：36.5℃－t'（t'気温）

4 感覚温度の測定

アメリカのC.P.Yaglouらは，気温，気湿，湿度の種々の組み合わせによる人体の温度感覚，すなわち，周辺空気と同一の温度感を与える温熱環境を実験的に求め，体感温度として表した。これを感覚温度（ET, 実感／実効温度）といい，気温・気湿を感覚温度図表に当てはめて算出する。（※快適帯：約17.3～21.8℃である）

(1) 測定器具

オーガスト乾湿計，カタ寒暖計

(2) 測定方法

乾球温度，湿球温度及び気動から算出される（図3－5）。

最も多数の人が快適と認める感覚温度は，夏期で22℃，冬季で20℃である。

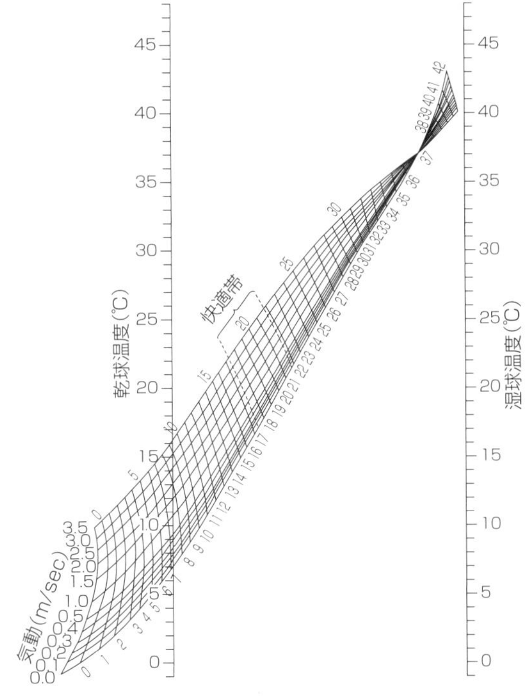

図3－5　感覚温度図表

5 室内空気環境の総合評価

気温，湿度，気流，カタ冷却力，感覚温度の温度条件など，さらに二酸化炭素，浮遊塵埃，細菌数の汚染条件の測定結果を，普通室内空気試験成績判定基準表（表３－８）から評点し，室内空気の良否を評価する。

その方法は次のとおりである。

① 各項目の測定値を該当する項目の判定に照らして，Ａ～Ｅのいずれかの階級に属するかを決める。季節は，春が３月から５月，夏が６月から８月，秋が９月から11月，冬が12月から２月である。

② Ａ～Ｅの評価は，表３－９のとおりとする。

③ 総合得点率を計算する。

表３－９　評点

ランク	評点
A	10
B	8
C	6
D	4
E	2

Ｔ１，Ｔ２，Ｔ３，Ｔ４，Ｔｎ，ｎ個の測定項目があり，それぞれの満点及び得点が，Ｔ１，Ｔ２，Ｔ３，Ｔｎ，Ｔ１'，Ｔ２'，Ｔ３'，Ｔｎ'であるとすると，

$$総合得点率 = \frac{T1' + T2' + T3' + Tn'}{T1 + T2 + T3 + Tn} \times 100 \quad となる。$$

総合得点率により表３－10のとおり判定する。可，なるべく良以上でなければならない。

総合得点率の如何にかかわらず，次の場合は，不適とする。

・温度条件項目，汚染条件項目中に，１項目以上Ｅがある場合。

・汚染条件項目に２項目以上Ｄがある場合。

・感覚温度がＣ以下，かつ汚染条件項目に１項目以上Ｃがある場合。

表３－10　室内空気の適・不適の判定

総合得点率	判定
85以上	優
84～75	良
74～65	可
64以下	不適

6 輻射熱の測定

高温の固体表面から低温の固体表面に，その間の空気その他の気体の存在に関係なく，直接電磁波の形で伝わる伝わり方を輻射といい，その熱を輻射熱という。太陽の自然な温かさや，薪の熱等も輻射熱によるものである[2)]。

輻射熱の測定は以下の通り行う。

① 測定器具：黒球温度計（グローブサーモメイター），乾球温度計

② 測定方法：黒球にはベルノン式（黒球の直径６インチ）と石川式（黒球の直径３インチ）の２種類がある。ともに0.5℃の目盛りがある温度計を黒球に挿入したものである。

③ 判定：湿球温度と黒球温度の差が５℃未満ならよい。

測定は，気流の著しい場所では使用に適さない。

表3－8　普通室内空気試験成績判定基準表

試験項目			季節	成績表示区分 A	B	C	D	E
温度条件	気温（℃）		夏（冷房の場合）	24～25 (25～26)	26 23	27 22～21	28 20	>29 <19
			春秋	22～24	25 21	26 20	27 19	>28 <18
			冬	22～23	24 21～20	25 19	26 18	>27 <17
	気湿（%）			50～60	61～65 49～45	66～70 44～40	71～80 39～30	>81 <29
	気動（m/sec）		夏	0.40～0.50	0.51～0.74 0.39～0.25	0.75～1.09 0.24～0.10	1.10～1.49 0.09～0.04	>1.56 <0.03
			春秋	0.30～0.40	0.41～0.57 0.29～0.17	0.58～0.82 0.16～0.08	0.83～1.15 0.07～0.03	>1.16 <0.02
			冬	0.20～0.30	0.31～0.45 0.19～0.12	0.46～0.65 0.11～0.06	0.66～0.99 0.05～0.02	>1.00 <0.01
	カタ冷却力		乾	6.0～7.0	7.1～9.0 5.9～5.0	9.1～11.0 4.9～3.5	11.1～12.9 3.4～2.1	>13.0 <2.0
			温	18.0～19.0	19.1～20.9 17.9～15.1	21.0～24.0 15.0～12.1	25.0～29.9 12.0～9.1	>30.0 <9.0
	感覚温度℃	℃	夏	22	23 21～20	24 19	25 18	>26 <17
			春秋	20～21	22 19	23 18	24 17	>25 <11
			冬	19	20 18	21 17	22 16	>23 <15
		℉	夏	71～72	73～74 70～68	75～76 67～65	77～78 64～63	>79 <62
			春秋	68～70	71～72 67～65	73～74 64～63	75～76 62～61	>77 <60
			冬	66～67	68～69 65～64	70～71 63～62	72～73 61～60	>74 <59
汚染条件	二酸化炭素	普通の場合		<0.069	0.070～0.099	0.100～0.139	0.140～0.199	>0.200
		再循環式機械換気実施の場合		<0.099	0.100～0.139	0.140～0.199	0.200～0.249	>0.250
		無煙突暖房の場合（主としてガス，石油ストーブ）		<0.099	0.100～0.199	0.200～0.349	0.350～0.449	>0.450
	浮遊塵埃（mg／m^3）			<0.09	0.1～0.29	0.3～0.9	1.0～1.9	>2.0
	細菌数（落下法5分間露出）			<29	30～74	75～149	150～299	>300

（資料　日本薬学会編：衛生試験法注解，金原出版，2020）

7 暑さ指数（wet-bulb globe temperature：WBGT）

暑さ指数は，1954年にアメリカで提案された熱中症を予防することを目的とした指標である。本指数は，「湿度」「輻射熱」「気温」の３つを取り入れた指標であり，気温と同様に摂氏で示す。労働環境や運動環境の指針として有効である。

暑さ指数は，「乾球温度計」，「湿球温度計」，「黒球温度計」の測定値で計算される。

① 測定器具：乾湿球温度計（乾球温度計，湿球温度計），黒球温度計を用いる。

② 測定方法：乾球温度，湿球温度，黒球温度を測定。

③ 暑さ指数の計算式：上記測定値から，以下の算出式にて計算する。

屋外での算出式＝0.7×湿球温度＋0.2×黒球温度＋0.1×乾球温度

屋内での算出式＝0.7×湿球温度＋0.3×黒球温度

暑さ指数の日常生活に対する基準は表３－11に示した。

表３－11 暑さ指数の日常生活に関する指針

温度基準(WBGT)	注意すべき生活活動の目安	注意事項
危険31以上	すべての生活活動で起こる危険性	高齢者においては安静状態でも発生する危険性が大きい。外出はなるべく避け，涼しい室内に移動する。
厳重警戒28～31*1		外出時は炎天下を避け，室内では室温の上昇に注意する。
警戒25～28*2	中等度以上の生活活動で起こる危険性	運動や激しい作業をする際は定期的に十分に休憩を取り入れる。
注意25未満	強い生活活動で起こる危険性	一般に危険性は少ないが激しい運動や重労働時には発生する危険性がある。

＊1 28以上31未満　＊2 25以上28未満

（資料 環境省：熱中症予防情報サイト〔https://www.wbgt.env.go.jp/wbgt.php〕）

表３－12に気温，暑さ指数等と熱中症搬送数を示した。気温は同じであるが，７月９日は湿度が高いため暑さ指数（WBGT）は６日より３℃高い。

表３－12 ある日の東京の例

項 目	7月6日	7月9日
最高気温	32.5℃	32.5℃
最小湿度	41%	56%
日射量	24.82MJ	24.07MJ
WBGT	26.9℃	29.9℃
暑さ指数ランク	警戒	厳重警戒
熱中症搬送数	50人	94人

（資料 環境省：熱中症予防情報サイト〔https://www.wbgt.env.go.jp/wbgt_ex.php〕）

8 室内空気の環境基準（浮遊粉じん，一酸化炭素，二酸化炭素，ホルムアルデヒド等）

（1）健康障害の根拠

1）粉　じ　ん

粉じんとは，破砕物や堆積物などから発生または飛散し，大気環境中に浮遊する微細な粒子状の物質の総称を指す。粉じんの粒径，成分は多様で，粒径が10μm程度かそれ以上で比較的粒子が大きいものを降下ばいじん，10μm以下のものは浮遊粒子状物質と呼ぶ。粉じんは，大気汚染防止法で「固形物の破砕や選別など機械的処理やたい積で発生して飛散する物質」（条文要約）と定義され，「特定粉じん」と「一般粉じん」に区分されている。特定粉じんは，中皮腫の原因である石綿（アスベスト）が指定され，工場または事業場の敷地境界線における大気中濃度の許容限度を定め規制された。一般粉じんは，特定粉じんを除く粉じんを指し，じん肺などの原因となり，構造・使用・管理基準が定められている。浮遊粒子状物質のうち，2.5μm以下のものをPM2.5と呼び，これらは人の肺に取り込まれやすく，呼吸機能に影響する。

労働安全衛生法は作業環境での健康被害を防止するために粉じんの規制を行っている。粉じん障害防止規則では，粉じん濃度の目標レベルを2 mg/m^3未満としている。

2）一酸化炭素，二酸化炭素

一酸化炭素（CO）や二酸化炭素（CO_2）は，有機化合物が燃焼するときに不完全燃焼であればCOに，完全燃焼であればCO_2になる。動物は食物を食べ栄養素を分解してエネルギーを得る際，最終的にCO_2を呼気として排泄する。血液中のヘモグロビンに対するCO及びCO_2の親和性は，酸素を1とした場合，COは，200倍と最も高く，その空気汚染濃度が70～80ppmの場合，1時間曝露で頭痛・めまいから嘔吐，頻脈など中毒症状になり，1,500ppm（0.15%）で致死する。一方，CO_2でも大気中濃度が3～4%で吐き気等，7%以上で意識不明となり数分間で死に至る。青酸ガスは，呼吸酵素系のシトクロムオキシダーゼを作用点とする致死的な物質であるが，COも青酸ガスと同様にヘモグロビンと結合すると一般大気の酸素分圧では解離できない。一方，CO_2は大気中に21%含まれる酸素によって解離できるが，高山では酸素ガスの分圧が低いためCO_2を十分解離できず高山病になる。このような観点からも室内空気のガス組成は環境基準（表3－13）を維持する必要があるといえる。

3）ホルムアルデヒド

ホルムアルデヒドは，常温で無色・刺激臭を有する気体であり，その性質から37%水溶液はホルマリン（安定剤として数%のメタノールを含有する）と呼ばれ，消毒剤，防腐剤として用いられる。また，建物の新築・改築に使う建材や家具に広く用いられたため，シックハウス症候群の原因物質の1つとされる。ホルムアルデヒドの人に対する健康障害では，鼻や口のがんを引き起こす可能性があるとされ，特定化学物質障害予防規則で特定第2類物質として，毒物及び劇物取締法で劇物に指定されている。

また，食品衛生法においてホルムアルデヒドは，それを製造原料とする合成樹脂の器具または容器包装の溶出試験で規制されている。現在では，ホルムアルデヒドを製造または取り扱う作業全般において，発散抑制措置，漏えい防止または緊急時のための措置，作業環境測定，作業主任者の選任，健康診断など，ホルムアルデヒドによる健康障害の防止を考慮した対策が講じられている。

4）シックハウス症候群（シックビルディング症候群）

世界保健機関（WHO）が定義した特定の建物内で引き起こされる症状をシックビルディング症候群と呼び，これが住宅で生じた場合をシックハウス症候群と呼ぶ。シックハウス症候群は，住宅の高気密化や殺菌・防腐剤（ホルムアルデヒドを含む）などの化学物質を含んだ建築用材等の使用で，新築・改修直後の住宅やオフィスビルなどへの居住者が，入室後，めまい，吐き気，頭痛等の症状を発症し，室内環境から離れることで症状が緩和する場合などの健康障害の総称を指す。

WHOでは，内臓などへの症状はあまりなく，症状と発症者の感受性あるいは過剰曝露との関連が不明確，特定の建物で症状が頻発する，在室者の大多数が症状を訴えるといった場合と定義し，主な症状には，目・鼻，のどの刺激症状や粘膜の乾燥，皮膚の紅斑・湿疹，疲れやすさ，頭痛・精神的疲労・呼吸困難・喘息様症状，めまい・吐き気・嘔吐などとしている。その他にホルムアルデヒド，アセトアルデヒドなどの化学物質に加え湿度環境，カビ，ダニ，CO・CO_2濃度なども関係するとされている。

（2）基 準 値

建築物環境衛生管理基準では，建築物における衛生的環境の確保に関する法律第4条により特定建築物管理権原者は，空気環境調整，給水・排水管理，清掃，ネズミ・昆虫の防除，その他環境衛生上の維持管理に努めなければならない。この管理のための空気環境測定には空気環境測定実施者としての国家資格が必要になる。空気調和設備の建築物環境衛生管理基準は表3－13に示した。大気汚染に係る環境基準において，COは，1時間値の1日平均値が10ppm以下とされ，労働安全衛生法に基づく事務所衛生基準規則では，事務所の室内における濃度について50ppm以下（空気調和設備または機械換気設備のある事務所では10ppm以下）とするよう定められている。CO_2は，それ自体の毒性は弱いが高濃度では酸素欠乏状態を引き起こすため，5000ppm以下（同1000ppm以下）とするよう定められている。揮発性有機化合物に関する室内濃度指針値は表3－14に示した。

表3-13 建築物環境衛生管理基準（空気調和設備）

項目	基準値
浮遊粉じん量	0.15mg/m^3以下
一酸化炭素含有率	6ppm以下
二酸化炭素含有率	1000ppm以下
温度	（1）18℃ 以上28℃ 以下
	（2）居室における温度を外気の温度より低くする場合は，その差を著しくしないこと
相対湿度	40%以上70%以下
気流	0.5m/秒以下
ホルムアルデヒド量	0.1mg/m^3（0.08ppm）以下

表3－14　揮発性有機化合物に関する室内濃度指針値

化学物質名	μg/m³	ppm（ppb）
ホルムアルデヒド	100	0.08
トルエン	260	0.07
キシレン	200	0.05
パラジクロロベンゼン	240	0.04
エチルベンゼン	3800	0.88
スチレン	220	0.05
テトラデカン	330	0.04
アセトアルデヒド	48	0.03
フタル酸ジ-n-ブチル	17	1.5ppb
フタル酸ジ-2-エチルヘキシル	100	6.3ppb
フェノブカルブ	33	3.8ppb
ダイアジノン	0.29	0.02ppb
クロルピリホス	1	0.07ppb
（小児の場合）	0.1	0.007ppb
総揮発性有機化合物（TVOC）	400 μg/m³（暫定目標）	

（3）測 定 基 準

室内空気の測定は通常の使用時間中に，各階ごとに居室の中央部の床上75cm以上150cm以下の位置において測定する。大気の採取は図3－6に示したように，捕集バッグに採取して，捕集剤などに濃縮し，ガスクロマトグラフィーなどで分析を行う。

大気中の化学物質を採取する方法は，ポンプで空気を捕集剤に採取するアクティブ法（標準法）と吸着剤を用いて採取するパッシブ法（代替法）がある。いずれも，測定室内を30分間開放し外気を導入した後，扉や窓を閉めて5時間室内空気の調整を行う。アクティブ法では30分間の採取を2回繰り返し行う。パッシブ法は捕集剤を室内に8時間以上24時間吊るし採取後の試料をガスクロマトグラフィーなどで分析する。簡便法では，捕集した化学物質を検知管及び各メーカー指定機器を用いて測定する。各種の有害大気汚染物質の測定においては，有害大気汚染物質測定方法マニュアル（環境省）に詳細な方法が記載されている[3)]。

1）浮遊粉じん

建築物における衛生的環境の確保に関する法律施行規則の規定により，グラスファイバーろ紙　（0.3 μmのステアリン酸粒子を99.9％以上捕集する性能を有するものに

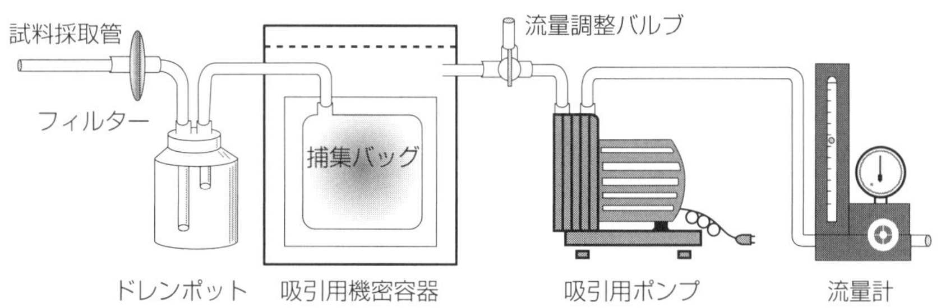

図3－6　試料空気採取装置の構成

限る）を装着し相対沈降径がおおむね10μm以下の浮遊粉じんを重量法により測定する機器等で測定する。一般家庭やオフィスビルなどの建築物内は質量濃度（mg/m^3）を用いる。クリーンルーム内の粉じんの測定法についてはISO14644-1で規定されている。クリーンルームでは浮遊微粒子濃度と呼ばれる単位を用い，粒径範囲内の粒子の個数濃度である「個／m^3」「個／L」「個／フィート^3（ft^3）」などで表される。

2）一酸化炭素（CO）

非分散赤外分析法（non-dispersive infrared：NDIR）〈JIS B 7951〉による。COの4.7μm付近における赤外線吸収を計測することにより，その成分濃度を測定する。校正に使用するスパンガスは，計量法のトレーサビリティ制度に基づく標準ガスを用いる。ただし，3ppm未満の一酸化炭素標準ガス及びゼロガスについては，JIS K 0055「ガス分析装置校正方法通則」に適合するものを用いる。比較ガスは，酸化触媒を使用したゼロガス精製器を用いる機種が多い。

3）二酸化炭素（CO_2）

CO_2の4.3μm付近の赤外線吸収を計測する非分散赤外分析法を用いて測定する。

4）ホルムアルデヒド

2, 4－ジニトロフェニルヒドラジン捕集－高速液体クロマトグラフ法，または4－アミノ－3－ヒドラジノ－5－メルカプト－1, 2, 4－トリアゾール法により測定する。各々の機器，あるいは厚生労働大臣が別に指定する測定機器を用いる。ホルムアルデヒドによる室内空気汚染に関する環境基準については，日本建築学会で設計・施工等の規準や測定の規準を定めている[4)]。

5）臭　　気

においモニターOMX-LR（神栄）等を用い測定する。アルコール，アルデヒド，メルカプタン，トルエン，キシレン等は測定可能であるが，アンモニアは検出できない。

6）揮発性有機化合物（VOC）

採取した大気試料は，水素炎イオン化検出器（FID），または電子補足型検出器（ECD）を搭載したガスクロマトグラフィー（GC），または質量分析計（MS）を搭載したGC（GC-MS）で，標準物質の保持時間（リテンションタイム）や質量分析によって同定を行う。GCに用いるカラムは，内径0.25～0.32mm，長さ25～60mの溶融シリカ製のキャピラリーカラムで，分析メーカー各社が推奨しているものを用いる。

9 空中微生物の環境基準

生活環境中の微生物汚染としては，飲料水や生活廃水や河川・湖沼・海がある。また，食品の微生物汚染も感染症や食中毒の感染経路として重要である。一方，微生物による空気汚染は今日までそれほど大きな問題ではなかった。しかし，*Legionella pneumophila*によるレジオネラ肺炎（在郷軍人病）は，エアコンの冷却水中に増殖した本菌が機械の故障により室内に噴霧され，多数の肺炎を発症する患者が発生した。日本においては24時間風呂や循環式の銭湯や温泉でも同様の事故が発生している。高齢者福祉施設でも，インフルエンザや結核が流行して死者が増加している。2019年末の中国で発生したとされる新型コロナウイルス（COVID-19），2002年末の中国・インドシナ半島で発生したとされるSARSコロナウイルスでは，飛沫及び接触感染だけでなく空気感染の可能性があるなど日常生活に大きな問題を引き起こした。食品加工においても浮遊微生物が滅菌後，食品の二次汚染源となることも問題である。

（1）健康障害の根拠

病原菌の感染経路別による分類では食物感染，水系感染，空気感染，飛沫感染，ベクター感染，血液感染，母乳感染，産道感染などがある。空中微生物が経路となる場合としては，飛沫感染と空気感染（飛沫核感染，塵埃（じんあい）感染）がある。

1）飛沫感染

保菌者の微生物を含む５μm以上の飛沫が感染源となるため，飛沫は落下しやすく空気中を１m程度移動し，宿主の結膜・鼻粘膜・口腔に到達する。上気道炎症を伴うウイルス感染症の多くや，COVID-19やSARSの原因となったコロナウイルスも飛沫感染が主な経路とされている。

2）空気感染（飛沫核感染，塵埃感染）

飛沫として空気中に飛散した病原体が，空気中で水分が蒸発して５μm以下の軽い微粒子，飛沫核となってもなお病原性を保つものは，単体で長時間浮遊し，３フィート（約１m）以上の長距離を移動する。呼吸により粒子を吸い込むことで感染を生じる。また，塵埃に吸着したウイルスを吸い込む場合でも感染は成立する。麻疹（はしか），水痘（水ぼうそう），結核が代表的で，コロナウイルスも可能性が示唆されている。飛沫核感染で効果的治療法がない強感染性，または強毒性の病原体に感染した患者はフィルターと独立した排気経路が設置された陰圧室での隔離が感染防止に効果がある。二枚貝が感染経路となるウイルスによる食中毒では，患者の吐出物に含まれるウイルスが空気感染する。レジオネラでは，細菌検査の結果，レジオネラ属菌が100cfu/100mL以上検出された場合は直接感染の可能性が生じるため，直ちに清掃・消毒等を行い，実施後に検出限界以下（10cfu/100mL）であることを確認する。

飛沫感染病原の例：風邪症候群（ライノウイルス，アデノウイルス）インフルエンザ（インフルエンザウイルス），ジフテリア（ジフテリア菌），百日咳（百日咳菌），風疹（風疹ウイルス），流行性耳下腺炎（ムンプスウイルス），水痘（ヘルペスウイルス）
空気感染病原の例：麻疹（麻疹ウイルス），結核（結核菌）
人獣共通感染症の例：オウム病，インコ・文鳥等の乾燥ふんによる吸入急性肺炎，クリプトコッカス症，ハト・小鳥の乾燥ふんによる吸入髄膜脳炎や肺炎，パスツレラ症，ネコ・イヌの傷感染菌の空気感染，リンパ節腫脹骨髄炎，Q熱，ネコ乾燥ふんによる空気感染

（2）基　準　値

病院や学校，食品工場など各領域に関する室内空気の汚染に関する空中微生物（細菌，真菌）の規格や規範は，厚生労働省や農林水産省において定められている。

1）日本医療福祉設備協会規格・病院設備設計ガイドライン（空調設備編）第４版

病院内環境においては，用途に応じた各部屋の空気清浄度をクラスⅠ～Ⅴに分け，

高度清潔区域：クラスⅠ，清潔区域：クラスⅡ，準清潔区域：クラスⅢ，一般清潔区域：クラスⅣとしている。NASA規格のクラス分類（1 ft^{3}中の0.5μm以上の粒子数）で計測し，数値が小さいほど空気清浄度が高い。細菌の大きさを0.5μm ～ 30μm程度と考え，この測定値で各区域の清浄度を判断する。高度清潔区域:100，清潔区域:1,000 ～ 100,000，準清潔区域：10,000 ～ 100,000，一般清潔区域：100,000としている。

2）学校教室

都道府県ごとに定められている。

3）食品工場等における衛生規範

食品の製造・加工，調理，販売など全ての食品に関する事業者は，これまでの一般衛生管理に加え，2021（令和3）年6月1日よりHACCP（Hazard Analysis Critical Control Point）に沿った衛生管理の実施が求められるようになった。HACCPに沿った衛生管理には，大規模事業者ではコーデックスのHACCP原則に基づいた衛生管理，小規模な営業者では，HACCPの考え方を取り入れた衛生管理が求められる（表3－15参照）。いずれの場合においても食品等事業者団体が作成した業種別の手引書が厚生労働省などに掲載されているので，その手引書を利用して衛生管理計画を作成し，従業員への周知，衛生管理実施状況の記録と保存を行う。これらの記録を定期的に確認し必要に応じた衛生管理計画や手順内容を見直すことが推奨されている。

学校給食衛生管理の基準や大量調理施設衛生管理マニュアルには，施設の微生物に関する基準値はない。

表3－15 HACCPに沿った衛生管理制度

原則として全ての食品事業者（食品製造・加工，調理，販売など）にHACCPに沿った衛生管理の実施が義務付け	
食品衛生上の危害発生を防止するため特に重要な工程を管理するための取組（HACCPに基づく衛生管理）	取り扱う食品の特性等に応じた取組（HACCPの考え方を取り入れた衛生管理）
コーデックスのHACCP 7原則に基づき，食品等事業者自らが，使用する原材料や製造方法に応じ，計画を作成，管理を行う。 【対象事業者】 ・大規模事業者 ・と畜場［と畜場設置者，と畜場管理者，と畜業者］ ・食鳥処理場［食鳥処理業者（認定小規模食鳥処理業者を除く）］	各業界団体が作成する手引書を参考に簡略化されたアプローチによる衛生管理を行う。 【対象事業者】 ・小規模な営業者 等

※小規模な事業者等の定義に関しては厚生労働省ホームページで確認できる。
（https://www.mhlw.go.jp/stf/seisakunitsuite/bunya/kenkou_iryou/shokuhin/haccp/index.html）

（3）測定基準

健康被害に関するウイルス（DNAウイルス，RNAウイルス）及び原核生物である細菌（放線菌を含む）と真核生物の真菌（カビ・酵母・キノコ）が対象となる。これらの測定では，ウイルスでは酵素免疫測定法，細菌及び真菌では，各種微生物の最適培地（選択培地）を用い増殖した生菌を肉眼で確認できるコロニーとして計数後，所定の方法で算出する。この方法の場合，1つのコロニーは1種の微生物由来であると定義される。培地として標準寒天培地（細菌用），ポテトデキストロース寒天培地（PDA，真菌用），トリプトソーヤ寒天培地（SCD，細菌＋真菌用）が用いられる。微生物はその生育場所で増殖し，胞子や菌体を空気・水・媒介生物によって拡散させる。空中微生物は，塵埃などとともに生育場所から浮遊して移動している状態であり，やがて落下して様々な物体の表面に付着する。このように，空中微生物は浮遊微生物と落下微生物に分類される。また，落下微生物や食品・手・衛生害虫により移動した微生物が床や調理台器具類に付着して付着微生物になる。

1）空中浮遊微生物の測定

空気を吸引し，空中微生物を捕集するエアーサンプラーにはいくつか種類があり，「エアーサンプラー MAS 100Eco」（写真）は，「衝突」の原理に基づき空中微生物を計測する。寒天培地（シャーレ）をセットして1分間で100 L分の空気をサンプリングできる。寒天培地の表面が乾くため，10分を超えないように1回で最大1,000 Lまでサンプリングできる。衝突する際の風速はおよそ11m/秒で，1 μm以上の粒子の全てが捕集される。

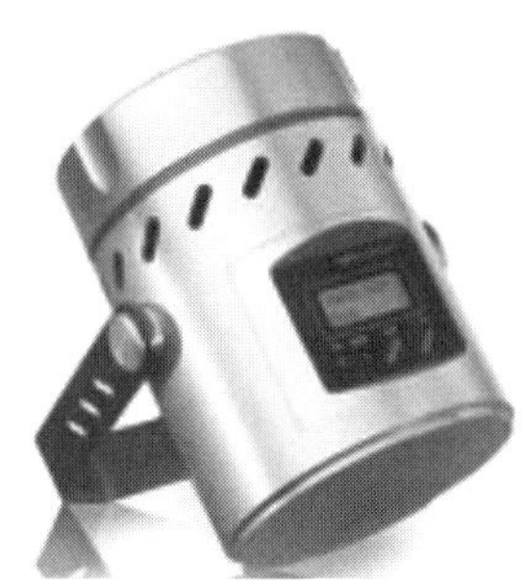

エアーサンプラー MAS 100Eco（メルク）

2）空中落下細菌・真菌の測定

空中細菌（落下細菌）の場合，標準寒天平板培地を入れた直径9 cmのペトリ皿2～3枚を床面から80cmの高さにある調理台面などの測定場所に置き，ふたを取り，5分間静置後，ふたを閉め35±1.0℃で48時間培養し，出現したコロニー数の平均値から菌数を算出する。空中真菌（落下真菌）の場合は，ポテトデキストロース寒天培地（クロラムフェニコールまたはテトラサイクリンを50～100mg/L添加）を入れた直径9 cmのペトリ皿2～3枚を同じ条件の測定場所に20分間静置後，ふたを閉め23±2.0℃で7日間培養後，細菌と同様に平均コロニー計数及び菌数を算出する。

3）付着微生物の測定

サンプリング面積は微生物を採取する対象物の形状や状態によって適宜選定する。

スワブ法では，滅菌した生理食塩水などのリンス液を滅菌した綿棒（スワブ）などに浸し，あらかじめ規定した表面積に対して，方向を変えながらゆっくりと回転あるいは平行状に拭き取ってサンプリングする。サンプリング後，綿棒を滅菌生理食塩水に入れて，攪拌・分散しSCD培地との混釈法によって培養，生菌数を計数する。

コンタクトプレート法では，平滑かつ十分な面積，適切な接触面を有し，SCD培地などが無菌的に調製されたコンタクトプレートを用いる。機器や器具表面からの採取面積は24～30cm^{2}とする。サンプリングでは対象物にコンタクトプレート全体を均等に数秒間接触させた後，プレートにふたをして培養する。

10 花粉（アレルゲン）

スギ花粉などの花粉症は，花粉が原因となるアレルギー疾患である。アレルギー反応は，体内へ抗原（分子量1万以上の高分子化合物）が侵入することで，生体の免疫細胞であるマクロファージで抗原が提示され，T細胞の作用によりB細胞がその抗原に対応する抗体（免疫グロブリンE：IgE）が産生される。その定常部分（Fc部分）が消化管や器官などのアレルギー発症部位に分布する肥満細胞や血中の抗塩基球などに連結して感作細胞を形成する。この細胞上の抗体に抗原が付着し，感作した肥満細胞からヒスタミンや各種炎症性物質が放出され，アレルギー症状が引き起こされる。

（1）健康障害の根拠

日本では関東地方ではスギやヒノキの植林地帯で2月から5月にかけて50個/cm^2/10日以上の花粉が飛散する。6月から8月にはイネ科植物，8月から10月は雑草類（ブタクサ，ヨモギ）で5個/cm^2/10日以上の花粉が飛散する。一方，北海道ではスギ花粉の飛散量は少ないなど，地域による植生の違いに起因して飛散する花粉の種類が異なってくる。現在までに花粉症を引き起こす植物は約50種が報告されている。また，疫学的な調査から2019（令和元）年のスギ花粉症有病率は38.8％で，年齢層別の有病率でも全ての調査した年齢層（5～9（歳）：30.1％，10～19：49.5％，20～29：47.5％，30～39：46.8％，40～49：47.5％，50～59：45.7％，60～69：36.9％，70～：20.5％）において最も高率（10歳代の有病率は最高値）であることがわかった。

（2）基　準　値

花粉症発症はアレルギー反応であるため花粉の被曝濃度と症状は個人差があるが，落下法による花粉測定では，20個/cm^2/10日以上での発症が報告されている[5)]。スギ花粉症の場合，花粉内含まれる物質に*Cry j* 1, *Cry j* 2の2種類の抗原成分（糖タンパク）がアレルゲンとして粘膜内に侵入することでアレルギー症状が引き起こされる。

（3）測 定 基 準

花粉の測定方法は落下法と体積法や粒径別蛍光識別機能を併用する測定装置などがある。日本においては，ダーラム型花粉捕集器による測定が標準法である[6)]（図3－7）。体積法としてはバーカード型花粉捕集器を用いた方法がある。ダーラム型花粉測定器による測定では，屋外と室内では気流の影響から測定装置が異なる。屋外測定の場合[7)]，直径23cmのステンレス円盤2枚の間に長さ9cmの支柱3本を立てて固定しその空間の中央，底板から2cmの高さにセットしたスライドガラスホルダーを固定する。これにワセリンを薄く均等に塗布したスライドグラスをセットして，24時間放置し花粉を捕集する。室内測定の場合，ペトリ皿にワセリンを塗布したスライドグラスをセットし，蓋を開放して花粉を捕集する。花粉が付着したスライドグラスに染色液であるカルベラ液を数滴滴下してカバーグラスで覆い，顕微鏡で染色された花粉を計数する。カルベラ液は，グリセリン5mL，95％エタノール10mL，蒸留水15mLと飽和フクシン液2滴を混合して調製する。

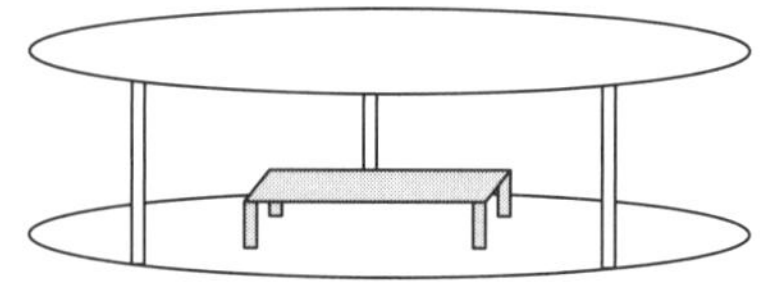

図3－7　ダーラム型花粉捕集器

11 ハウスダスト（アレルゲン）

ハウスダストには人の皮膚，花粉，土，すす，灰，繊維，植物片，真菌，ペットの毛やダニ，ダニのふんがあり，ハウスダストはアレルゲンとしてアレルギー性鼻炎や気管支喘息といったアレルギー性疾患の原因である抗原になり得る。真菌に関しては「9　空中微生物の環境基準」（p.76～）を参照すること。

（1）健康障害の根拠

室内アレルゲンのうち，ダニの大半は寝具やカーペットなどのほこりに含まれる人のフケ等を食べている。そのダニの主体は，チリダニ科のコナヒョウヒダニ（*Dermatophagoides farinae*）やヤケヒョウヒダニ（*Dermatophagoides pteronyssinus*）で，体長0.3～0.4mm，家庭に生息するダニの90％の優占種である。これらダニの死骸やふんに含まれる排泄物由来の分子量25,000タンパク質（Der f 1，Der p 1）と，虫体由来の分子量14,000タンパク質（Der f 2, Der p 2）が主要なアレルゲンである。ハウスダストに含まれるアレルゲンは，アレルギー性鼻炎，アレルギー性ぜんそく，アトピー性皮膚炎の原因と考えられる。

（2）基　準　値

文部科学省が策定する「学校環境衛生基準」において，ダニまたはダニアレルゲンの測定では，温度及び湿度が高い時期にダニの発生しやすい場所（床に敷かれるカーペットや保健室の寝具など）1 m^2の範囲を電気掃除機で1分間吸引しダニを捕集，顕微鏡でダニの数を計数するか，酵素免疫測定法にてアレルゲン量を測定する[8)]。判定基準はダニ数では100匹以下，またはこれと同等のアレルゲン量以下とされた。

（3）測 定 基 準

ペットの毛やダニ・ダニのふんに由来するアレルゲンは酵素免疫測定法（enzyme-linked immunosorbent assay：ELISA）が用いられることが多く，ダニアレルゲン汚染の国際的な評価では，同法を標準法としている。ダニアレルゲンの検出方法として，ELISAの原理（サンドイッチ法）を紹介する。市販または準備した抗Der f 2抗体を固相化した96穴プレートに市販のコナヒョウヒダニ抗原（Der f 2）の標準溶液を入れて，抗原抗体反応を行い洗浄後，市販もしくはビオチン結合抗体とストレプトアビジン結合酵素で準備した，ペルオキシダーゼやアルカリホスファターゼ等の酵素結合抗Der f 2抗体で2回目の抗原抗体反応を行う。洗浄後，呈色もしくは蛍光発色する試薬を加え，分光光度計でアレルゲン量を測定して検量線を作成する。この検量線を用い，ハウスダスト抽出試験液中のアレルゲンを定量する。ELISAはアレルゲンを含む試料液の濃度段階を5段階程度設定して適正な希釈濃度を定めて本試験を行うとよい。ELISAにおけるアレルゲンの測定範囲は，用いる抗体によって異なるが，変動を数％程度にするためには1～20ng/mL程度がよい。ELISAにはサンドイッチ法以外に直接法，競合法などがある。花粉についてもELISAによるアレルゲンの測定が報告されている[9)]。

2 水質検査

1 飲料水の水質検査

水道普及率上昇に伴い水系感染症患者数や乳児死亡率が減少することはよく知られている。これはミルズ－ラインケの現象（Mills-Reincke phenomenon：河川等の水を浄化して供給すると，水系感染症死亡率が著しく減少するとともに一般死亡率も低下すること）が原点とされている。2019（令和元）年度現在，日本の水道普及率は98.1％である。水道水質管理のため「水道水質基準」（表３－16）が定められ，水質管理上留意すべき項目として「水質管理目標設定項目」（27項目）が設定されている。これらの管理を行うことは，変異原性・発がん性の可能性があるクロロホルムなどトリハロメタンに代表される消毒副生成物の問題や，クリプトスポリジウムに代表される塩素耐性病原微生物による感染症といった水道水質の維持につながる。飲料水の水質検査は，飲用の適否を試験するために行う。また，公衆浴場や遊泳用プールの水質検査（表３－17）等にも適用される。

（1）試験項目

飲料水の水質検査では，理化学的試験項目と細菌試験項目が主であり，場合により生物試験項目がある。試料採取の現場で行う測定項目には，理化学的試験項目である温度・水温，外観，臭気，残留塩素などがある。残留塩素は，飲用の適否判定のための重要項目であり分解を受けやすいので採取後直ちに測定するべきである。試料採取後，直ちに試験室で行う測定項目には，理化学的試験項目である色度，味，pH，濁度，遊離炭酸，硝酸態窒素（硝酸性窒素），亜硝酸態窒素（亜硝酸性窒素），塩化物イオン，アンモニア態窒素（アンモニア性窒素），過マンガン酸カリウム消費量，全有機炭素，塩素要求量，シアン化合物，フェノール類，有機リン化合物等と，細菌試験項目として大腸菌，大腸菌群，一般細菌等がある。これらの試験項目は，試験の目的や必要性に応じて適宜選択する。ここでは代表的な項目の測定法について述べる。

（2）環境調査，試料の採取と保存

1）環境調査

試料採取を行う現場では，下記の各試験項目に関わるもので必要なものについて，観察，聴取または測定を行い，その結果を記録する。

① 試料の種類及び名称
② 採水場所（所在地と採取位置（可能ならば緯度，経度））
③ 調査の日時
④ 気象：気温（採取時，採取日の最高最低），概略の風向，風速，天候（採取日及びその前２日間の天候及び雨量）
⑤ 周辺の地形と地質

表3－16 水道水質基準

2020年4月1日改正

項目	基準
一般細菌	1mLの検水で形成される集落数が100以下
大腸菌	検出されないこと
カドミウム及びその化合物	カドミウムの量に関して，0.003mg/L以下
水銀及びその化合物	水銀の量に関して，0.0005mg/L以下
セレン及びその化合物	セレンの量に関して，0.01mg/L以下
鉛及びその化合物	鉛の量に関して，0.01mg/L以下
ヒ素及びその化合物	ヒ素の量に関して，0.01mg/L以下
六価クロム化合物	六価クロムの量に関して，0.02mg/L以下
亜硝酸態窒素	0.04mg/L以下
シアン化物イオン及び塩化シアン	シアンの量に関して，0.01mg/L以下
硝酸態窒素及び亜硝酸態窒素	10mg/L以下
フッ素及びその化合物	フッ素の量に関して，0.8mg/L以下
ホウ素及びその化合物	ホウ素の量に関して，1.0mg/L以下
四塩化炭素	0.002mg/L以下
1,4－ジオキサン	0.05mg/L以下
シス－1,2－ジクロロエチレン及びトランス－1,2－ジクロロエチレン	0.04mg/L以下
ジクロロメタン	0.02mg/L以下
テトラクロロエチレン	0.01mg/L以下
トリクロロエチレン	0.01mg/L以下
ベンゼン	0.01mg/L以下
塩素酸	0.6mg/L以下
クロロ酢酸	0.02mg/L以下
クロロホルム	0.06mg/L以下
ジクロロ酢酸	0.03mg/L以下
ジブロモクロロメタン	0.1mg/L以下
臭素酸	0.01mg/L以下
総トリハロメタン	0.1mg/L以下
トリクロロ酢酸	0.03mg/L以下
ブロモジクロロメタン	0.03mg/L以下
ブロモホルム	0.09mg/L以下
ホルムアルデヒド	0.08mg/L以下
亜鉛及びその化合物	亜鉛の量に関して，1.0mg/L以下
アルミニウム及びその化合物	アルミニウムの量に関して，0.2mg/L以下
鉄及びその化合物	鉄の量に関して，0.3mg/L以下
銅及びその化合物	銅の量に関して，1.0mg/L以下
ナトリウム及びその化合物	ナトリウムの量に関して，200mg/L以下
マンガン及びその化合物	マンガンの量に関して，0.05mg/L以下
塩化物イオン	200mg/L以下
カルシウム，マグネシウム等（硬度）	300mg/L以下
蒸発残留物	500mg/L以下
陰イオン界面活性剤	0.2mg/L以下
ジェオスミン	0.00001mg/L以下
2－メチルイソボルネオール	0.00001mg/L以下
非イオン界面活性剤	0.02mg/L以下
フェノール類	フェノールの量に換算して，0.005mg/L以下
有機物（全有機炭素（TOC）の量）	3mg/L以下
pH値	5.8以上8.6以下
味	異常でないこと
臭気	異常でないこと
色度	5度以下
濁度	2度以下

表3－17 公衆浴場・遊泳用プールの水質基準項目と基準値（厚生労働省通知）

項 目	基準（公衆浴場，原水）	基準（プール）
水素イオン濃度(pH)	5.8以上8.6以下	5.8以上8.6以下
濁度	2度以下	2度以下
過マンガン酸カリウム消費量	10mg/L（または有機物（TOC量）2mg/L）以下	12mg/L以下
遊離残留塩素濃度	—	0.4mg/L以上。また1.0mg/L以下であることが望ましい
大腸菌	検出されないこと	検出されないこと
一般細菌	—	200CFU/mL以下
レジオネラ属菌	検出されないこと	—
総トリハロメタン	—	おおむね0.2mg/L以下が望ましい（暫定目標値）
		塩素消毒に代えて二酸化塩素により消毒を行う場合
二酸化塩素濃度	—	0.1mg/L以上0.4mg/L以下であること
亜塩素酸濃度	—	1.2mg/L以下であること

⑥ 汚染源の状況（調理場，便所，排水溝，工場等の排水口・溜め池，井戸，地表水などの位置）と採取場所との関連性

⑦ 水位，水深，水量など

⑧ 設備の構造材質状況など

⑨ 使用目的・量・方法，浄化・消毒方法，修理・清掃状況

⑩ 過去の試験成績

⑪ 付近の水源の試験成績

2）試料採取と保存

一般的な理化学的試験用試料採取では，１～２Ｌの清浄な無色共栓硬質ガラス製またはポリエチレン製の瓶を用い，採取試料で３～４回程度洗浄した後，静かに満水にした後，密栓し各試験に供する。なお，水道管などから試料を採取する場合，管内が新たな水で置き換わる程度（数分間）放流した後に採水する。河川,貯水池や地下水から採取する場合には，ハイロート採水器（写真）を使用する。試料は直ちに試験に供するべきであるが，不可能な場合は冷暗所に保存し，できるだけ速やかに試験に供する。細菌試験用の試料採取には，滅菌済みの採水瓶やハイロート採水器を使用する。

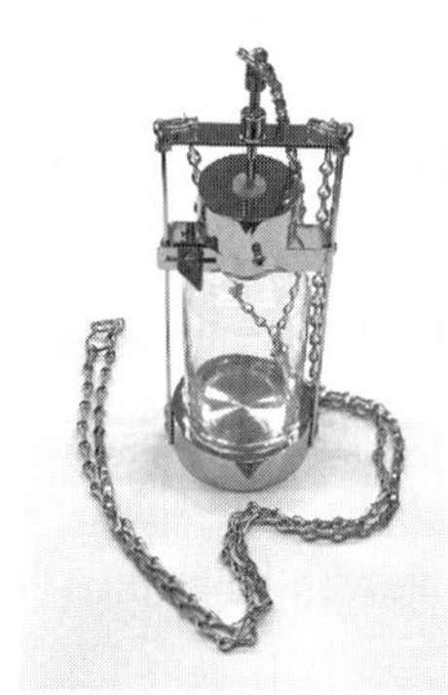

ハイロート採水器

（3）理化学的試験項目の測定

1）温度・水温

水温は，ペッテンコーヘル水温計を用いて測定するが，簡易的に棒状水銀またはアルコール温度計で測定することもできる。採取場所の気温は，通常の棒状水銀またはアルコール温度計で測定する。

2）外　　観

外観は，無色透明瓶の中の試料を，あるいはゆっくり振った後の試料を静かにビーカーや試験管に移し，様子（沈殿物，浮遊物や色等）を観察する。振動，温度などにより変化しやすいので，採取後ただちに試験する。

3）濁　　度

濁度は，水の濁りの程度を表し，水1,000mL中にポリスチレン系粒子濁度標準１mgを含む場合の濁りを３度とする。濁度の測定は，濁度用比色管を用い試料と濁度標準液の希釈段階溶液（各100mL）を黒紙上で比較する。

4）色　　度

色度は，水中に溶解した物質およびコロイド物質による着色を指し，水1,000mLに白金１mg及びコバルト0.5mgを溶解した時に呈する色相を１度とする。色度の測定は，比色管を用い試料と色度標準液の希釈段階溶液（各100mL）を白紙上で比較する。

5）臭気・味

臭気・味は，汚水の混入，微生物の繁殖，地質，塩素処理などに起因し嗜好上から

重視されるものであるが，衛生上は無害な場合が多い。識別が困難な場合もあるが，その程度については，極微，微，やや著しい，著しいなどと記載する。臭気・味の測定は，試料20mLを50mL容の共栓付き試験管に取り，室温で密栓，激しく振り混ぜた後，開栓時に臭気・味を検査する。次いで，軽く栓をして，40 ～ 50℃に温めた後，開栓時に臭気・味を検査する。水温が低いときには感じなかった臭いや味も，温めることで，よく感じるようになることが多い。臭気・味の種類の表現は，表３－17を参考にその程度を加えた上で記載する。

表３－18　臭気・味の種類

臭気の種類	
芳香性臭	芳香臭，薬味臭，メロン臭，すみれ臭，きゅうり臭，にんにく臭
植物性臭	藻臭，海藻臭，青草臭，木材臭，わら臭
土　　臭	土臭，沼沢臭，かび臭
魚　　臭	魚臭，なまぐさ臭，はまぐり臭
薬品臭	フェノール臭，タール臭，油様臭，油脂臭，パラフィン臭，硫化水素臭，クロロフェノール臭，ヨードホルム臭，塩素臭
金属臭	金属臭，金気臭
腐敗臭	厨芥臭，腐敗臭，下水臭，豚小屋臭
味の種類	
塩味，苦味，渋味，甘味，酸味	

6）pＨ

pHは，水素イオン濃度［H^+］をその逆数の常用対数で示したものである。飲料水を含む自然水中のpHは，一般的に溶存する遊離炭酸と炭酸塩との濃度の割合によって決まるが，下水や工場排水に起因する種々の塩類や酸・アルカリ類によっても影響を受ける。通常，ガラス電極pH計によってpHを測定し，pH試験紙での簡易測定も可能である。pH変動の原理を以下に示す。

$$CO_3^{2-} + CO_2 + H_2O \longleftrightarrow 2HCO_3^-$$

過剰のCO_2があると

$$CO_2 + H_2O \rightarrow H_2CO_3 \rightarrow H^+ + HCO_3^-$$

のように［H^+］が増加してpHは低下する。

過剰のCO_3^{2-}があると

$$CO_3^{2-} + H_2O \rightarrow HCO_3^- + OH^-$$

のように［OH^-］が生じ，pHは上昇する。

7）硬　　度

硬度は，水中のカルシウムイオン（Ca^{2+}）とマグネシウムイオン（Mg^{2+}）量を，これに対応する炭酸カルシウム量mg/Lに換算したものを指す。地質に由来するものが多いが，海水，工場排水，下水などの混入，あるいはコンクリート構造物からの溶出，水の石灰処理などに由来することもある。溶質などにより，総硬度（Mg^{2+}とCa^{2+}の総量で示されるもの），カルシウム硬度（Ca^{2+}の総量で示されるもの），マグネシウム硬度（Mg^{2+}の総量で示されるもの），一時硬度（重炭酸塩のような煮沸によって沈殿を析出するCa及びMg塩によるもの），永久硬度（硫酸塩，硝酸塩，塩化物などのような煮沸によって析出しないCa及びMg塩によるもの）などに類別される。硬度の測定は，機器を使用して行う原子吸光分析法（フレーム法），ICP（高周波誘導結合プラズマ）発光分光分析法，イオンクロマトグラフィー法，滴定法がある。ここでは，学生実習で汎用できる滴定法について紹介する。

① 試薬調製

0.01mol/L $MgCl_2$溶液：$MgCl_2 \cdot 6H_2O$ 2.033 g を水に溶かして全量を1,000mLとする。$MgCl_2$は潮解性があるので，十分乾燥したMgOと10% HClより無水物を作製し，使用するのが望ましい。

アンモニア緩衝液：塩化アンモニウム67.5 g に28%アンモニア水570mLを加えて溶かした後，水を加えて全量を1,000mLとする。

エリオクロムブラックT（EBT）指示液：EBT 0.5 g 及び塩酸ヒドロキシルアミン4.5 g を95%（v/v）エタノール100mLに溶かし，褐色瓶に入れて冷暗所に保存する（有効期間１か月）。

0.01mol/Lエチレンジアミン四酢酸二ナトリウム（EDTA）溶液：EDTA 3.722 g をメスフラスコに量り取り，水に溶かし全量を1,000mLとし褐色瓶に入れて保存する。

② 測定操作

- 試料100mLを三角フラスコに分取する。
- これに，10% KCN溶液数滴，0.01mol/L $MgCl_2$溶液1.0mL，アンモニア緩衝液２mL及びEBT指示液５～６滴を加える。
- 0.01mol/L EDTA溶液で試験溶液の色が青色を呈するまで滴定する。
- ここに要した0.01mol/L EDTA溶液のmL数ｂを求め，次式で総硬度を算出する。

総硬度（$CaCO_3$mg/L）＝ ｂ × 1,000／試料の採取量（mL）

③ 測定原理

EBTはpH10付近で青色を呈し，Mg^{2+}，次いでCa^{2+}と反応しキレート化合物が生成されぶどう酒色を呈する。この水溶液にEDTAを滴下すると，EDTAのほうがEBTよりMg^{2+}，Ca^{2+}に対するキレート生成定数が大きいためEDTAとの無色のキレート化合物となる。その後，反応終了とともに液の色は遊離したEBTにより青色に変化する（図３－８）。

この滴定法を応用した簡便な測定法を下記に示す。しかし，現在，硬度測定管は入手しにくく，硬度測定ではデジタル式の硬度測定器等で測定することも可能である。

【試薬調製】

硬度緩衝液：塩化アンモニウム（NH_4Cl）17gを28%アンモニア水143mLに溶かし，水を加えて全量を250mLとする。

EBT
(Eriochrome black T)
(M：Ca または Mg)
ぶどう赤色錯体
EBT-キレート化合物

(M^{2+}：Ca^{2+}またはMg^{2+})
無色EDTA-キレート化合物

図3－8　硬度の測定原理（EBT－キレート化合物とEDTA－キレート化合物の生成）

（出典　日本薬学会編：必携・衛生試験法 第３版，金原出版，p.118, 2021を一部改変）

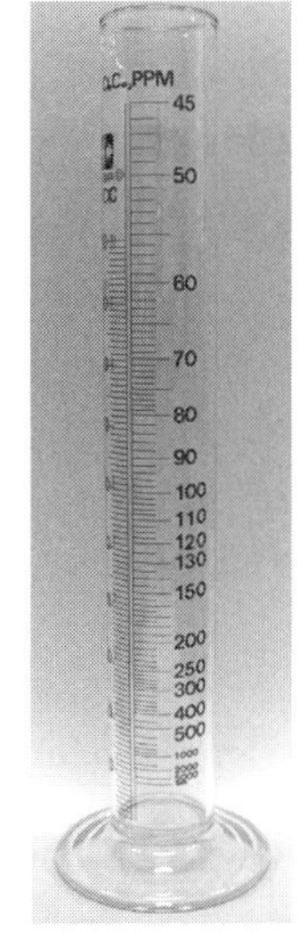

硬度測定管

EBT指示液：EBT 0.5g及びNaCl 100gを混和する。

EDTA溶液：EDTA3.722gを水に溶かし，全量を1,000mLとし褐色瓶に保存する。

〔測定操作〕

- 硬度測定管にEDTA溶液５mLを分取し，EBT指示液0.1mLを加えて溶かす。
- 硬度緩衝液を正確に∞線まで満たす。
- これに測定する試料を少しずつ攪拌しながら注ぎ，溶液の青色がぶどう酒色を呈するまで攪拌を行う。
- この時の液面の目盛りが300mg/L（ppm）を超えなければ基準値以下と判断する。

8）残 留 塩 素

残留塩素は，水中に溶存する遊離残留塩素（主に次亜塩素酸と次亜塩素酸イオン）及びクロラミンのような結合残留塩素を合わせたものを指す（図３－９）。残留塩素は分解しやすく，他の項目よりも先に採水後，直ちに測定を実施すべきである。

残留塩素には殺菌効果があり，上水道の遊離残留塩素0.1mg/L以上（病原生物に汚染されたおそれがあるときは0.2mg/L以上），結合残留塩素0.4mg/L以上（病原生物に汚染されたおそれがあるときは1.5mg/L以上）が基準値とされている。水にアンモニアが含まれるとクロラミンが形成されるが，その殺菌作用の効果が出るまでには時間を要する。残留塩素の測定には，通常，遊離残留塩素と結合残留塩素をそれぞれ分けて測定するジエチル－p－フェニレンジアミン（DPD）法を用いる。

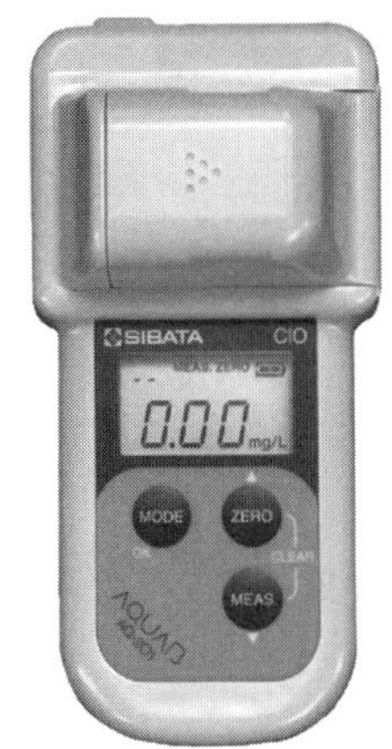

ハンディ水質計
アクアブAQ-201型

測定原理：DPD試薬は中性で遊離残留塩素と直ちに反応し，赤色セミキノンを生成

$Cl_2 + H_2O \leftrightarrow HClO + HCl$
次亜塩素酸
$HClO \leftrightarrow H^+ + ClO^-$
次亜塩素酸イオン
（遊離残留塩素）

$NH_3 + HClO \rightarrow NH_2Cl + H_2O$
モノクロラミン（Monochloramine）
$NH_2Cl + HClO \rightarrow NHCl_2 + H_2O$
ジクロラミン（Dichloramine）
$NHCl_2 + HClO \rightarrow NCl_3 + H_2O$
トリクロラミン（Trichloramine）
（結合残留塩素）

図３－９　遊離残留塩素と結合残留塩素

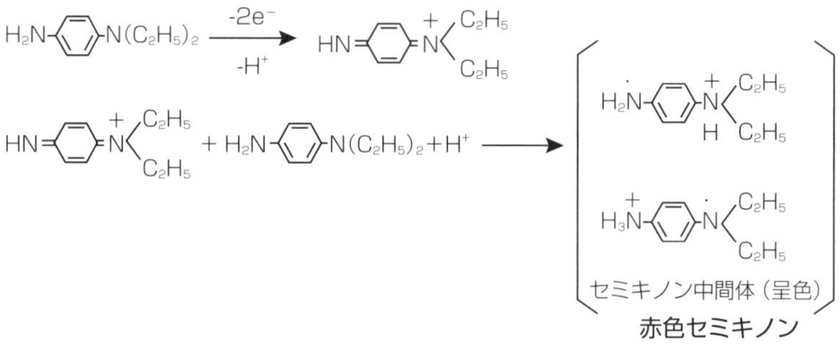

$H_2N\text{-}C_6H_4\text{-}N(C_2H_5)_2 \xrightarrow[-H^+]{-2e^-} HN{=}C_6H_4{=}N^+(C_2H_5)_2$

$HN{=}C_6H_4{=}N^+(C_2H_5)_2 + H_2N\text{-}C_6H_4\text{-}N(C_2H_5)_2 + H^+ \longrightarrow$ [$H_2\dot{N}\text{-}C_6H_4\text{-}N^+H(C_2H_5)_2$ ／ $H_3N^+\text{-}C_6H_4\text{-}\dot{N}(C_2H_5)_2$]

セミキノン中間体（呈色）
赤色セミキノン

図３－10　残留塩素の測定原理（赤色セミキノンの生成）
（出典　日本薬学会編：必携・衛生試験法 第３版，金原出版，p.131，2021）

することで赤色を呈する（図３－10）。しかし，結合残留塩素との呈色反応速度は遅いため，DPD試薬を加えて直ちに比色を行えば遊離残留塩素量だけを測定できる。結合残留塩素量測定の場合は，２～３分間暗所（暗所はNO_2^-の妨害を最小とする）で静置した後，再度同様に測定することにより得られる総残留塩素濃度から算出する。

９）塩素要求量と塩素消費量

塩素要求量とは，水に塩素を注入して所定時間接触後，遊離残留塩素が残留するのに必要な塩素量を指す。また，初めて残留塩素を認めるのに必要な塩素量を塩素消費量という。両者の関係を図３－11に示した。塩素要求量がゼロの水ではⅠ型となる。Ⅱ型のような場合は，残留塩素濃度が注入塩素濃度に比例して増加し始めるａ点までの注入塩素量が塩素要求量となる。この場合は，塩素要求量＝塩素消費量となる。Ⅲ型のような場合は，ｂ点に至るまで残留塩素

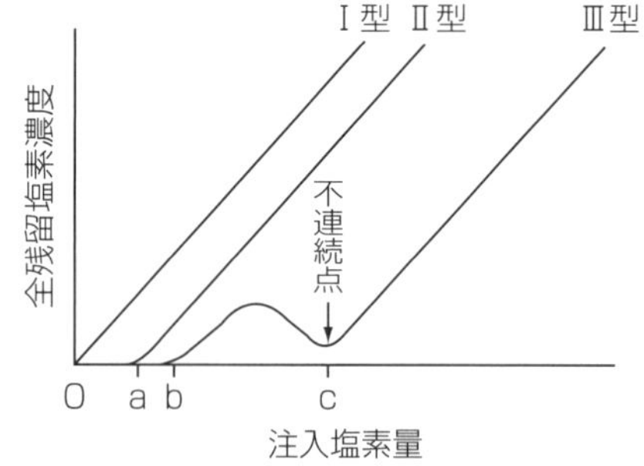

図３－11　塩素要求量と塩素消費量との関連
（出典　日本薬学会編：必携・衛生試験法 第３版，金原出版，p.134，2021）

が検出されない。その後，注入塩素量に比例して残留塩素が増加し始めるが，ある点を過ぎると急激に減少して最少になるｃ点を示す。さらに注入塩素量を多くすると残留塩素（主に遊離型）が増加する。この場合，ｂ点までの注入塩素量が塩素消費量であり，ｃ点までの注入塩素量が塩素要求量となる。このｃ点を不連続点という。

10）亜硝酸態窒素（亜硝酸性窒素）(NO_2^--N)

亜硝酸塩をその窒素量により表したものを指す。し尿，下水等の混入によるアンモニア態窒素の酸化により生じるため，汚染判定の有力な指標となる。亜硝酸態窒素の測定は通常，ジアゾ化法（NO_2^--Nとして0.1mg/L以下の定量に適する）を用いる。簡便な方法としてグリース－ロミイン（Griess-Romijn）試薬（GR試薬）を用いる方法を紹介する。本法は感度が低く高濃度域では不安定なため，定性的な試験として行う。

① 試薬調製

GR試薬：酒石酸［$C_2H_2(OH)_2(COOH)_2$］0.89g，N－（1－ナフチル）エチレンジアミン塩酸塩0.01ｇ，スルファニル酸0.1ｇを乳鉢中で均等に混和し，広口の褐色瓶に密栓して保存する（有効期間は約１年）。

② 測定操作

・20mLの試料を試験管に分取し，GR試薬0.1ｇを加えて混和し，10分間放置する。
・コントロール（対照）として試料を蒸溜水に置き換えて同じ操作を行う。
・亜硝酸態窒素が0.002mg/L以上存在し，その量の少ないときは桃色，多いときは紫紅色を呈する。

③ 測定原理

スルファニル酸と亜硝酸イオンを酸性下でジアゾ化し，さらに N－(1－ナフチル)エチレンジアミンとの結合により生じるアゾ色素の呈色（紫紅色）を観察する。定量時には波長540nm付近の吸光度で測定する（図３－12）。

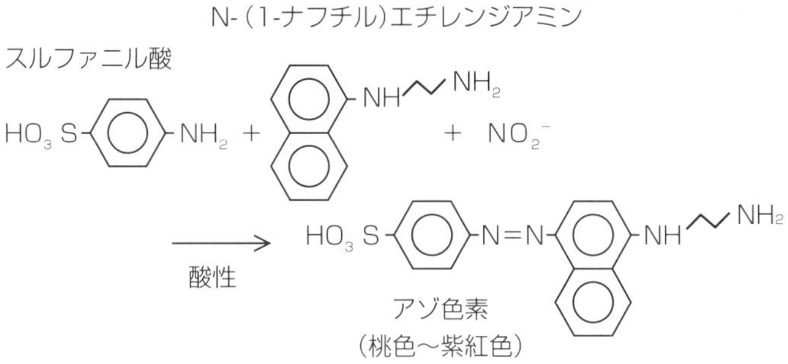

図３－12 亜硝酸態窒素（NO_2^--N）の測定原理（アゾ色素の生成）

11）硝酸態窒素（硝酸性窒素）(NO_3^--N)

硝酸塩をその窒素量によって表したものを指す。NO_2^--Nと同様にアンモニア態窒素の酸化によっても生じるが，他の要因も多いため，NO_2^--Nと合わせて汚染判定の指標として用いられる。測定は，イオンクロマトグラフィーやサリチル酸ナトリウムによる比色定量法等がある。ここでは，簡便法としてブルシン試液を用いる方法を紹介する。本法は感度が低くNO_2^--Nも同時に測定される。通常は定性試験に用いる。

① 試薬調製

ブルシン溶液：ブルシン($C_{23}H_{26}N_2O_4$) 1gを酢酸に溶かし20mLとする(有効期間約1年)。

硫酸：水12.5mLに硝酸を含まない硫酸50mLを注意して加え室温まで冷やしたもの。

硝酸標準液：硝酸カリウム（KNO_3）0.072gを正確に量り取り，水を加えて1,000mLとする。この液は，窒素（N）として10mg/Lを含んでいる。

② 測定操作

・試料及び硝酸標準液をそれぞれ0.5mLずつ別の試験管に取る。

・それぞれに硫酸を加えて5mLとし，よく混和した後，冷めるのを待つ。

・冷却後ブルシン試液1滴を加えて再び混和する。

・試験管を水浴に浸し，70～80℃で10分以上放置する。

・呈色が濃度既知の硝酸標準液より濃い場合，基準値以上と判定できる。

③ 測定原理

硫酸存在下で硝酸イオンとの反応で生じるブルシンの酸化生成物が黄色を呈する。硫酸の存在量と呈色時の温度などが測定の再現性に重要と考えられ，呈色時にはNO_3^--NとともにNO_3^--Nも含まれている。本書では硝酸標準液との呈色の比較で判定を行う。

12）塩化物イオン（Cl^-）

ほとんどの自然水に塩化物イオンが含まれているが，下水，工場排水，海水，し尿等の混入により増加することも多いため，汚染の指標となる。特に，海水の混入が考えられる場所では高い値になることがある。測定は，硝酸銀滴定法により行う。

①－1 試薬調製

0.01mol/L硝酸銀（$AgNO_3$）溶液：$AgNO_3$ 1.7gを水に溶かして全量を1,000mLとし，遮光保存する。本液1mLは，Cl^- 0.3545mgに相当する。

クロム酸カリウム（K_2CrO_4）溶液：K_2CrO_4 50gを少量の水に溶かした後，これに微赤色の沈殿が生じるまで0.01mol/L $AgNO_3$溶液を加えてろ過し，ろ液に水を加えて全量を1,000mLとする。

②－1 測定操作

・試料50mLをビーカー（100mL容）に分取する。

・K_2CrO_4溶液 0.5mLを加え，ガラス棒でかき混ぜながら0.01mol/L $AgNO_3$溶液を用い，溶液がもはや消えない微褐色を呈するまで滴定する。

・これに要した$AgNO_3$溶液のmL数(a)から次式によってCl^-の濃度を算出する。なお，(b)は空試験（試料と同量の水による滴定）で要した$AgNO_3$溶液のmL数を示す。

Cl^-（μg/mL）＝0.3545（a－b）×1,000／試料採取量（mL）

この硝酸銀滴定法を応用した簡便な測定法は下記の通りである。しかし，現在，塩化物イオン測定管（写真）は入手しにくくなっている。

①－2　試薬調製

$AgNO_3$溶液：$AgNO_3$ 4.795 g を水に溶かし全量を1,000mLとし，遮光保存する。

K_2CrO_4溶液：①－1と同様に調製する。

②－2　測定操作

・試料5mLを塩化物イオン測定管に分取し，これに$AgNO_3$溶液1mL及びK_2CrO_4溶液5滴を加え撹拌棒で混和する。

・橙赤色の沈殿が消失した場合，Cl^-が200mg/L以上と判定。

・沈殿が消失しない場合，さらに試料を少しずつ注ぎながら撹拌し，橙赤色の沈殿が消失したときの測定管の液量目盛りを読むことにより，Cl^-の概量を得ることができる。飲料水は通常30mg/L以下である。

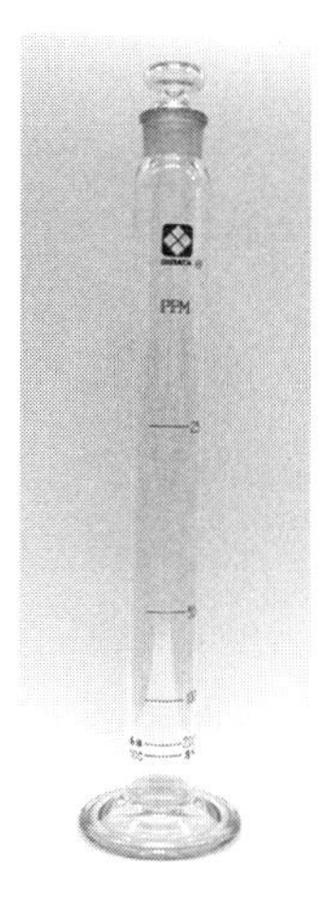

塩化物イオン測定管

③　測定原理

硝酸銀滴定法による塩化物イオンの測定では，以下の2つの反応によって塩化物イオンから生成した塩化銀（白色沈殿）が，より溶解度の低いクロム酸銀の沈殿物（褐色沈殿）として生成し始めた点を終点とし，硝酸銀溶液の濃度から塩化物イオン相当量を求めている。

$NaCl + AgNO_3 \rightarrow NaNO_3 + AgCl$（白色沈殿）

$K_2CrO_4 + 2AgNO_3 \rightarrow 2KNO_3 + Ag_2CrO_4$（褐色沈殿）

コラム：パックテストによる多項目測定方法

測定器具や試薬がなくても現場や実習室で簡便に種々の項目を測定する方法として，パックテスト®（共立理化学研究所）を用いることができる。パックテスト®で測定できる項目は70項目以上で，200種類以上の製品があり，全硬度，残留塩素，亜硝酸態窒素，硝酸態窒素，塩化物イオン他，リン酸態リン，アンモニウム態窒素，全窒素，全リン，重金属イオン類などが比色法（標準色との比較による目視）により測定可能である。現在では，デジタルパックテスト®というLED光源を搭載したハンディタイプの測定機器もあり，分析結果を数値化することができるようになっている。

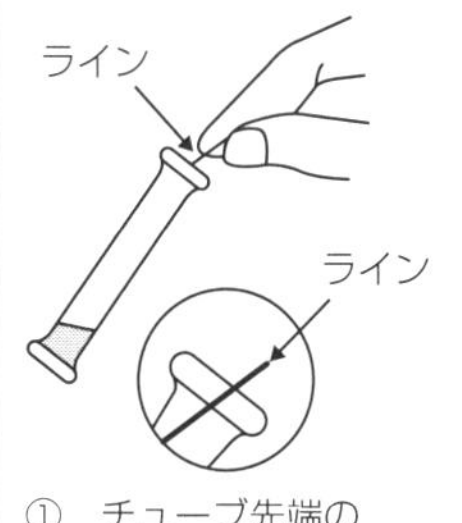

①　チューブ先端のラインを引き抜く。

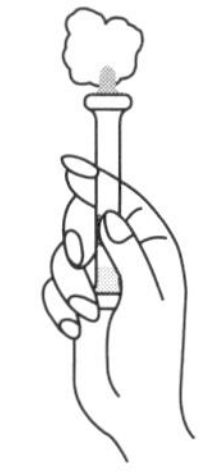

②　中の空気を追い出す。

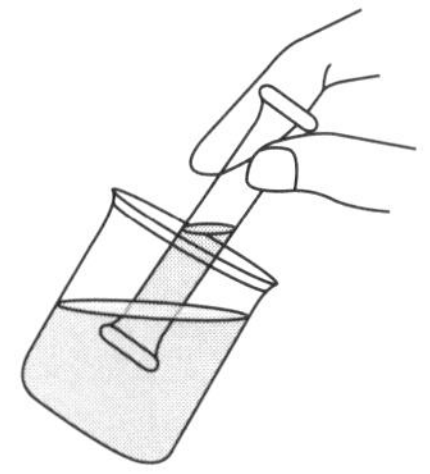

③　穴を検水の中に入れ，半分くらい水を吸い込む。

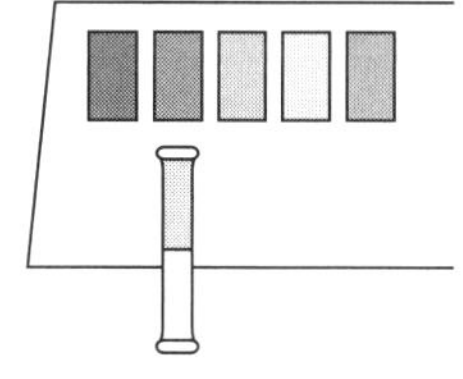

④　数回振り混ぜ，指定時間後に図のように標準色の上にのせて比色する。

パックテスト®（共立理化学研究所）による簡易測定の例

(4) 細菌試験項目の測定

一般細菌，大腸菌の存在の有無を調べる。細菌用培地の液性は中性（pH 7）付近であればよく，中性から大きくずれた場合，1 N（=mol/L）塩酸溶液，1 N水酸化ナトリウム溶液または10%炭酸ナトリウム溶液などを用いて調整する。市販の粉末培地は規定量を蒸留水に溶かして使えばよい。細菌試験に関しては多くの成書に詳細な方法が記載されているので，ここでは実習で行う簡便な方法を紹介する。

1）一般細菌試験

一般細菌は，標準寒天培地の平板に35～37℃で 24±2時間培養する場合といった特定の培養条件下において，培地上に集落（コロニー：colony）を形成する従属栄養性の好気性及び通性嫌気性細菌群を指している。一般細菌として検出される細菌の多くは，病原菌との直接の関連はない。しかし，一般細菌が多数検出される水は汚濁の程度が高く，ふん便により汚染されている可能性が疑われる。一般細菌は食品衛生関係でいう生菌数と同種のものである。簡易な一般細菌測定法として，スリーエムジャパンより販売されている「3M™ ペトリフィルム生菌数測定用プレート（ACプレート）」がある。これは，標準培地に用いる栄養成分や冷水可溶性ゲル化剤及びコロニーを数えやすくするテトラゾリウム指示薬が含まれているできあがり培地から構成されており，一般細菌数（生菌数）の測定が可能である（培養温度・時間：35±1℃・48±3時間，赤色コロニーを測定）。

2）大腸菌試験

飲料水の大腸菌試験は，ふん便性の病原菌を含む汚染の指標として行われるものである。すなわち，大腸菌は通常，人や動物の腸管内に生息しており水中に大腸菌が存在することは，その水が人畜のふん便などで汚染されていることを直接的に表し，同時に消化器系病原菌により汚染されている可能性があることを示しているという考え方によるものである。

2003（平成15）年に水道水質基準が改定され，大腸菌群に代わって大腸菌が水質基準項目となった。ここで定義される大腸菌とは，大腸菌に特異的に存在するβ－D－グルクロニダーゼによって4－メチルウンベリフェリル－β－D－グルクロニドが加水分解され，波長366nmの紫外線により青白色の蛍光を発する4－メチルウンベリフェロンを生成する反応を示す菌のことを指す。大腸菌の一部にはβ－D－グルクロニダーゼ活性を示さないもの，一方で赤痢菌やサルモネラ属菌も上記と同様の反応を示す，といったこの反応のみで大腸菌（*Escherichia coli*：*E.coli*）を識別・同定することは分類学的に問題を抱えているが，ふん便汚染の可能性を示す衛生学的な指標の検出方法として問題ない。

簡易な大腸菌測定法として，スリーエムジャパンより販売されている「3M™ ペトリフィルム™ E.coliおよび大腸菌群数測定用プレート（ECプレート）」がある。これは，violet red bile（VRB）培地の栄養成分や冷水可溶性ゲル化剤，グルクロニダーゼ活性指示薬，及びコロニー数を数えやすくするテトラゾリウム指示薬が含まれているできあがり培地から構成されており，*E.coli* 及び大腸菌群数を測定することが可能である（培養温度・時間：35±１℃・：48±２時間（*E.coli*）：24±２時間（大腸菌群），測定：*E.coli* は気泡を伴う青色コロニー：*E.coli* 以外の大腸菌群は気泡を伴う赤色コロニー）。

2 公共用水の水質検査

水質汚濁防止法によれば「公共用水域とは河川，湖沼，港湾，沿岸海域その他公共の用に供される水域及びこれに接続する公共溝渠（こうきょ），かんがい用水路その他公共の用に供される水路をいう」と定義されている。公共用水の水質管理では，環境基本法に基づく環境基準として，「人の健康の保護に関する環境基準」（表３－19）と「生活環境の保全に関する環境基準」（表３－20）が定められている。また，水質汚濁防止法に基づく排水基準として，「健康に係る有害物質の排水基準」（表３－21）及び「生活環境に係る汚染状態についての排水基準」（表３－22）が，また地下水の水質保全のため「地下水質環境基準」が定められている。公共用水の水質検査は，生活排水が流入する公共用水の水質試験を行い，現場の水質がその現場に適用される水質基準を満たしているかを調べるために行う。

表３－19　人の健康の保護に関する環境基準（公共用水域）

2022年４月１日改正

項　　目	基　準　値	項　　目	基　準　値	項　　目	基　準　値
カドミウム	0.003mg/L以下	四塩化炭素	0.002mg/L以下	チウラム	0.006mg/L以下
全シアン	検出されないこと	1,2-ジクロロエタン	0.004mg/L以下	シマジン	0.003mg/L以下
鉛	0.01mg/L以下	1,1-ジクロロエチレン	0.1mg/L以下	チオベンカルブ	0.02mg/L以下
六価クロム	0.02mg/L以下	シス-1,2-ジクロロエチレン	0.04mg/L以下	ベンゼン	0.01mg/L以下
砒素	0.01mg/L以下	1,1,1-トリクロロエタン	1mg/L以下	セレン	0.01mg/L以下
総水銀	0.0005mg/L以下	1,1,2-トリクロロエタン	0.006mg/L以下	硝酸性窒素及び亜硝酸性窒素	10mg/L以下
アルキル水銀	検出されないこと	トリクロロエチレン	0.01mg/L以下	ふっ素	0.8mg/L以下
ＰＣＢ	検出されないこと	テトラクロロエチレン	0.01mg/L以下	ほう素	1mg/L以下
ジクロロメタン	0.02mg/L以下	1,3-ジクロロプロペン	0.002mg/L以下	1,4-ジオキサン	0.05mg/L以下

備考　1．基準値は年間平均値とする。ただし，全シアンに係る基準値については，最高値とする。
2．「検出されないこと」とは，定められた方法により測定した場合において，その結果が当該方法の定量限界を下回ることをいう。
3．海域については，ふっ素及びほう素の基準値は適用しない。

表3－20 生活環境の保全に関する環境基準（公共用水域）（2022年4月1日改正）

（1）河川（湖沼を除く）

ア

項目 類型	利用目的の適応性	基準値					該当水域
		水素イオン濃度（pH）	生物化学的酸素要求量（BOD）	浮遊物質量（SS）	溶存酸素量（DO）	大腸菌群数	
AA	水道1級，自然環境保全及びA以下の欄に掲げるもの	6.5以上 8.5以下	1mg/L以下	25mg/L以下	7.5mg/L以上	20CFU/ 100mL以下	別に環境大臣または都道府県知事が水域類型ごとに指定する水域
A	水道2級，水産1級，水浴及びB以下の欄に掲げるもの	6.5以上 8.5以下	2mg/L以下	25mg/L以下	7.5mg/L以上	300CFU/ 100mL以下	
B	水道3級，水産2級及びC以下の欄に掲げるもの	6.5以上 8.5以下	3mg/L以下	25mg/L以下	5mg/L以上	1000CFU/ 100mL以下	
C	水産3級，工業用水1級及びD以下の欄に掲げるもの	6.5以上 8.5以下	5mg/L以下	50mg/L以下	5mg/L以上	—	
D	工業用水2級，農業用水及びEの欄に掲げるもの	6.0以上 8.5以下	8mg/L以下	100mg/L以下	2mg/L以上	—	
E	工業用水3級，環境保全	6.0以上 8.5以下	10mg/L以下	ごみ等の浮遊が認められないこと	2mg/L以上	—	

備考 1．基準値は，日間平均値とする（湖沼，海域もこれに準ずる）。
2．農業用利水点については，水素イオン濃度6.0以上7.5以下，溶存酸素量5mg/L以上とする（湖沼もこれに準ずる）。

イ

項目 類型	水生生物の生息状況の適応性	基準値			該当水域
		全亜鉛	ノニルフェノール	直鎖ABS	
生物A	イワナ・サケマス等比較的低温域を好む水生生物及びこれらの餌生物が生息する水域	0.03mg/L以下	0.001mg/L以下	0.03mg/L以下	別に環境大臣または都道府県知事が水域類型ごとに指定する水域
生物特A	生物Aの水域のうち，生物Aの欄に掲げる水生生物の産卵場（繁殖場）又は幼稚仔の生育場として特に保全が必要な水域	0.03mg/L以下	0.0006mg/L以下	0.02mg/L以下	
生物B	コイ，フナ等比較的高温域を好む水生生物及びこれらの餌生物が生息する地域	0.03mg/L以下	0.002mg/L以下	0.05mg/L以下	
生物特B	生物Bの水域のうち，生物Bの欄に掲げる水生生物の産卵場（繁殖場）又は幼稚仔の生育場として特に保全が必要な水域	0.03mg/L以下	0.002mg/L以下	0.04mg/L以下	

備考 1．基準値は，年間平均値とする。（湖沼，海域もこれに準ずる）

（2）湖沼（天然湖沼及び貯水量1,000万立方メートル以上であり，かつ，水の滞留時間が4日間以上である人工湖）

ア

項目 類型	利用目的の適応性	基準値					該当水域
		水素イオン濃度（pH）	化学的酸素要求量（COD）	浮遊物質量（SS）	溶存酸素量（DO）	大腸菌群数	
AA	水道1級，水産1級，自然環境保全及びA以下の欄に掲げるもの	6.5以上 8.5以下	1mg/L以下	1mg/L以下	7.5mg/L以上	20CFU/ 100mL以下	別に環境大臣または都道府県知事が水域類型ごとに指定する水域
A	水道2,3級，水産2級，水浴及びB以下の欄に掲げるもの	6.5以上 8.5以下	3mg/L以下	5mg/L以下	7.5mg/L以上	300CFU/ 100mL以下	
B	水産3級，工業用水1級，農業用水及びCの欄に掲げるもの	6.5以上 8.5以下	5mg/L以下	15mg/L以下	5mg/L以上	—	
C	工業用水2級，環境保全	6.0以上 8.5以下	8mg/L以下	ごみ等の浮遊が認められないこと	2mg/L以上	—	

備考 水産1級，水産2級及び水産3級については，当分の間，浮遊物質量の項目の基準値は適用しない。

イ

項目 類型	利用目的の適応性	基準値		該当水域
		全窒素	全燐	
Ⅰ	自然環境保全及びⅡ以下の欄に掲げるもの	0.1mg/L以下	0.005mg/L以下	別に環境大臣または都道府県知事が水域類型ごとに指定する水域
Ⅱ	水道1，2，3級（特殊なものを除く） 水産1種，水浴及びⅢ以下の欄に掲げるもの	0.2mg/L以下	0.01mg/L以下	
Ⅲ	水道3級（特殊なもの）及びⅣ以下の欄に掲げるもの	0.4mg/L以下	0.03mg/L以下	
Ⅳ	水道2種及びⅤの欄に掲げるもの	0.6mg/L以下	0.05mg/L以下	
Ⅴ	水産3種，工業用水，農業用水，環境保全	1mg/L以下	0.1mg/L以下	

備考 1．基準値は，年間平均値とする。
2．水域類型の指定は湖沼植物プランクトンの著しい増殖を生ずるおそれがある湖沼について行うものとし，全窒素の項目の基準値は，全窒素が湖沼植物プランクトンの増殖の要因となる湖沼について適用する。
3．農業用水については，全燐の項目の基準値は適用しない。

ウ

項目 類型	水生生物の生息状況の適応性	基準値			該当水域
		全亜鉛	ノニルフェノール	直鎖ABS	
生物A	イワナ・サケマス等比較的低温域を好む水生生物及びこれらの餌生物が生息する水域	0.03mg/L以下	0.001mg/L以下	0.03mg/L以下	別に環境大臣または都道府県知事が水域類型ごとに指定する水域
生物特A	生物Aの水域のうち，生物Aの欄に掲げる水生生物の産卵場（繁殖場）又は幼稚仔の生育場として特に保全が必要な水域	0.03mg/L以下	0.0006mg/L以下	0.02mg/L以下	
生物B	コイ，フナ等比較的高温域を好む水生生物及びこれらの餌生物が生息する地域	0.03mg/L以下	0.002mg/L以下	0.05mg/L以下	
生物特B	生物Bの水域のうち，生物Bの欄に掲げる水生生物の産卵場（繁殖場）又は幼稚仔の生育場として特に保全が必要な水域	0.03mg/L以下	0.002mg/L以下	0.04mg/L以下	

エ（底層溶存酸素量）は略

（3）海　　域

ア

項目 類型	利用目的の適応性	基準値					該当水域
		水素イオン濃度（pH）	化学的酸素要求量（COD）	溶存酸素量（DO）	大腸菌群数	n－ヘキサン抽出物質（油分等）	
A	水産1級，水浴，自然環境保全及びB以下の欄に掲げるもの	7.8以上 8.3以下	2mg/L以下	7.5mg/L以上	300CFU/ 100mL以下	検出されないこと	別に環境大臣または都道府県知事が水域類型ごとに指定する水域
B	水産2級，工業用水及びCの欄に掲げるもの	7.8以上 8.3以下	3mg/L以下	5mg/L以上	—	検出されないこと	
C	環境保全	7.0以上 8.3以下	8mg/L以下	2mg/L以上	—	—	

備考
水産1級のうち，生食用原料カキの養殖の利水点については，大腸菌群数70MPN/100mL以下とする。

イ

項目 類型	利用目的の適応性	基準値		該当水域
		全窒素	全燐	
Ⅰ	自然環境保全及びⅡ以下の欄に掲げるもの（水産2種及び3種を除く）	0.2mg/L以下	0.02mg/L以下	別に環境大臣または都道府県知事が水域類型ごとに指定する水域
Ⅱ	水産1種 水浴及びⅢ以下の欄に掲げるもの （水産2種及び3種を除く）	0.3mg/L以下	0.03mg/L以下	
Ⅲ	水産2種及びⅣの欄に掲げるもの（水産3種を除く）	0.6mg/L以下	0.05mg/L以下	
Ⅳ	水産3種，工業用水 生物生息環境保全	1mg/L以下	0.09mg/L以下	

備考　1．基準値は，年間平均値とする。
2．水域類型の指定は，海洋植物プランクトンの著しい増殖を生ずるおそれがある海域について行うものとする。

ウ

項目 類型	水生生物の生息状況の適応性	基準値			該当水域
		全亜鉛	ノニルフェノール	直鎖アルキルベンゼンスルホン酸及びその塩	
生物A	水生生物の生息する水域	0.02mg/L以下	0.001mg/L以下	0.01mg/L以下	別に環境大臣または都道府県知事が水域類型ごとに指定する水域
生物特A	生物Aの水域のうち，水生生物の産卵場（繁殖場）又は幼稚仔の生育場として特に保全が必要な水域	0.01mg/L以下	0.0007mg/L以下	0.006mg/L以下	

エ（底層溶存酸素量）は略

表3－21 健康に係る有害物質の排水基準

2021年10月1日改訂

有害物質の種類	許容限度
カドミウム及びその化合物	0.03mg Cd/L
シアン化合物	1mg CN/L
有機燐化合物（パラチオン，メチルパラチオン，メチルジメトン及びEPNに限る）	1mg/L
鉛及びその化合物	0.1mg Pb/L
六価クロム化合物	0.5mg Cr(VI)/L
砒素及びその化合物	0.1mg As/L
水銀及びアルキル水銀その他の水銀化合物	0.005mg Hg/L
アルキル水銀化合物	検出されないこと
ポリ塩化ビフェニル	0.003mg/L
トリクロロエチレン	0.1mg/L
テトラクロロエチレン	0.1mg/L
ジクロロメタン	0.2mg/L
四塩化炭素	0.02mg/L
1,2－ジクロロエタン	0.04mg/L
1,1－ジクロロエチレン	1mg/L
シス－1,2－ジクロロエチレン	0.4mg/L
1,1,1－トリクロロエタン	3mg/L
1,1,2－トリクロロエタン	0.06mg/L
1,3－ジクロロプロペン	0.02mg/L
チウラム	0.06mg/L
シマジン	0.03mg/L
チオベンカルブ	0.2mg/L
ベンゼン	0.1mg/L
セレン及びその化合物	0.1mg Se/L
ほう素及びその化合物	海域以外の公共用水域に排出されるもの10mg B/L 海域に排出されるもの230mg B/L
ふっ素及びその化合物	海域以外の公共用水域に排出されるもの8mg F/L 海域に排出されるもの15mg F/L
アンモニア，アンモニウム化合物，亜硝酸化合物及び硝酸化合物	アンモニア性窒素に0.4を乗じたもの，亜硝酸性窒素及び硝酸性窒素の合計量100mg/L
1,4－ジオキサン	0.5mg/L

表3－22 生活環境に係る汚染状態についての排水基準

2021年10月1日改訂

	許容限度
水素イオン濃度（pH）	海域以外の公共用水域に排出されるもの　5.8以上8.6以下 海域に排出されるもの　5.0以上9.0以下
生物化学的酸素要求量（BOD）	160（日間平均120）mg/L
化学的酸素要求量（COD）	160（日間平均120）mg/L
浮遊物質量（SS）	200（日間平均150）mg/L
ノルマルヘキサン抽出物質含有量（鉱油類含有量）	5mg/L
ノルマルヘキサン抽出物質含有量（動植物油脂類含有量）	30mg/L
フェノール類含有量	5mg/L
銅含有量	3mg/L
亜鉛含有量	2mg/L
溶解性鉄含有量	10mg/L
溶解性マンガン含有量	10mg/L
クロム含有量	2mg/L
大腸菌群数	日間平均3,000個／cm^3
窒素含有量	120（日間平均60）mg/L
燐含有量	16（日間平均8）mg/L

注「日間平均値」による許容限度は，1日の排出水の平均的な汚染状態について定めたものである。

（1）試験項目

公共用水の水質検査は，理化学的試験項目と細菌試験項目がある。この試験では，採水から試験までの時間経過によって水質が大きく変化することが多いため，試験項目によっては現場で測定するほうがよい。採水の現場では，温度，水温，pH，溶存酸素量（DO），外観，臭気といった理化学的試験項目を行う。現場での測定は，各社から販売されているポータブル多項目水質計などを使うことで，迅速な測定が可能である。また，現場での測定が難しい試験項目は，採水後，できるだけ速やかに試料を持ち帰り試験室において，色度，濁度，生物化学的酸素要求量（BOD），化学的酸素要求量（COD）などの理化学的試験項目，大腸菌，一般細菌などの細菌試験項目の測定を行うとよい。実施する試験項目は，試験目的や必要性に応じて適宜，変更してよい。ここでは代表的な項目について，測定法を示す。

（2）環境調査，試料の採取と保存

公共用水の環境調査は，飲料水の環境調査と同様に行う。通常の理化学的試験用試料採取は，1～2Lの清浄な無色共栓硬質ガラス製またはポリエチレン製の瓶を用い，採取試料で3～4回程度洗浄した後，静かに満水にした後，密栓し各試験に供する。採取した日時，場所，位置などはできるだけ詳しく記録しておく。河川，貯水池や地下水から採取する場合には，飲料水の水質検査の場合と同様にハイロート採水器を使用する。採取試料は直ちに試験に供するべきであるが，不可能な場合は氷冷保存して6時間以内には，検査を始めるべきとされている。細菌試験用試料採取には，滅菌済みの採水瓶やハイロート採水器を使用する。

（3）理化学的試験項目の測定

温度・水温，外観　濁度　色度，臭気，pHなどについては，飲料水の水質検査の場合と同様に行う。以下に代表的な試験項目を示す。

1）溶存酸素量（dissolved oxygen：DO）

溶存酸素量とは，水中に溶けている酸素量を指し，水の汚染（有機質や無機の還元性物質等）によって消費されるため，一般的に汚れのひどい水ほど少ない。絶対量は水温，高度，気圧，溶存塩類等の影響を受ける。DO測定用の試料は，空気や気泡と接触しないような採取方法が望ましい。DO測定値はBODの算出にも使用される。

測定にはウインクラー法，ミラー法などの化学反応を利用する方法も使われてきたが，隔膜電極法による溶存酸素計が簡便である。ここでは，ハンディ型デジタル溶存酸素計（デジタル溶存酸素計 DO－5509）（図3－13）を使用した測定法を紹介する。

①測定のスタンバイ，②測定前の機器校正及び③溶存酸素濃度（DO）の測定操作は付属の取扱説明書に従って行い，以下の点に注意する。

- 電解液は揮発性の物質である。本機器を正しく校正できない場合は，まず初めにセンサープローブの電解液量をチェックし，電解液が少ない場合はセンサープローブに電解液を満たし，その後校正を行う。
- 本機器は海抜0m，被測定液中に「塩分」が存在しないものとして測定した値である。したがって，必要に応じ「水中の飽和溶存酸素量」（表3－23）を用い，高度補償や塩分補償を行わなければならない。

水中の飽和溶存酸素量については，1,013hPa，塩濃度5g/kgにおける水中の溶存酸素量を表3－23に示す。表中の値は，1,013hPa，15℃において1kg中にKClを32.435g含む溶液と同じ電気伝導度の塩分を35として定義したものである。

2）生物化学的酸素要求量（biochemical oxygen demand：BOD）

BODは，水中の有機物質が好気性微生物により通常20℃，5日間で分解される際に消費される酸素量を指す。BOD試験は採水直後に行うのが原則である。BOD（mg/L）は，採水時の溶存酸素量（DO）と密閉状態で20℃，5日間経過したDOの差より算出

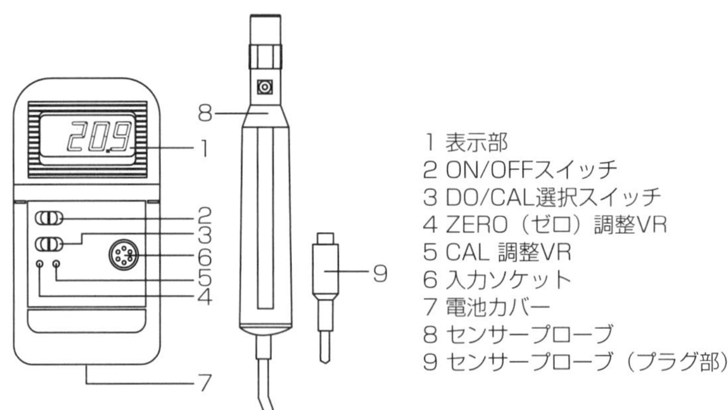

図3－13　ハンディ型デジタル溶存酸素計（Model-DO－5509，㈱佐藤商事）

表3－23　水中の飽和溶存酸素量

水温 ℃	溶存飽和酸素量 mg/L	水温 ℃	溶存飽和酸素量 mg/L	水温 ℃	溶存飽和酸素量 mg/L	水温 ℃	溶存飽和酸素量 mg/L
0	14.12	11	10.68	22	8.49	33	6.99
1	13.73	12	10.44	23	8.33	34	6.88
2	13.36	13	10.21	24	8.18	35	6.77
3	13.01	14	9.99	25	8.03	36	6.66
4	12.67	15	9.78	26	7.89	37	6.55
5	12.35	16	9.58	27	7.75	38	6.45
6	12.04	17	9.38	28	7.61	39	6.35
7	11.75	18	9.19	29	7.48	40	6.25
8	11.47	19	9.01	30	7.35		
9	11.19	20	8.83	31	7.23		
10	10.93	21	8.66	32	7.11		

（出典　日本薬学会編：必携・衛生試験法 第3版，金原出版，p.160，2021）

する。金属や毒性物質などの特殊な汚染がない場合，水質汚濁の代表値としてBOD値が用いられる。溶存酸素消費曲線は，大きく2段階に分かれる。第1段階は，炭素系化合物の分解によるもので20℃で約2週間を要するとされ，5日間では70％程度の分解が起こる。第2段階は10日後以降に進行し，主に窒素系化合物の硝化作用及び増殖後の死んだ微生物の酸化による消費で，100日を要するとされる。そのため汚濁物質の種類によってもBODの測定値は大きく変動することがある。水中の有機物質は，増殖微生物による濁りの増加，溶存酸素の消費に続くメタン，硫化水素，アンモニアなどの悪臭ガスの発生，浮遊物質の沈降による底質環境の悪化などをもたらす。

①　**試薬調製**

希釈用液：K_2HPO_4 217.5mg，KH_2PO_4 85mg，$Na_2HPO_4 \cdot 12H_2O$ 446mg，NH_4Cl 17mg，$MgSO_4 \cdot 7H_2O$ 225mg，$CaCl_2$ 275mg，$FeCl_2 \cdot 6H_2O$ 2.5mgを水に溶かし全量を10Lに調製し，20℃で十分曝気したものを用いる。

② 測定操作

【前処理】

pH調整：試料に酸やアルカリを含む場合，１ＮのNaOHあるいはH_2SO_4などを用いて試料の液性をおおよそpH ７に調整しておく。

溶存酸素：８～９ppmに調製する。20℃で５分程度の曝気を行えばよい。

残留塩素：対応量の0.025N Na_2SO_3を滴下してあらかじめ除いておく。

殖種：試料に微生物が存在しないおそれのある場合は微生物を含む池の水などを希釈用液に１～５％加える。

【希　釈】（表３－24参照）

前処理をした試料を20℃，５日間でDOの40～70％を消費するように希釈する。あらかじめ試料のおおよそのBOD値を知る必要があるので以下の操作を行う。

・適当な希釈倍数を求める。通常２段階希釈（１倍，1.5～２倍）を行う。
・泡立てないようにして希釈用液を培養瓶（ふらん瓶）の規定量一杯に入れる。
・望む希釈倍数になるよう希釈用液を抜き取り，抜き取った同体積の前処理済み試料水を入れ試料をつくる。
・気泡を残さないよう，培養瓶の栓をする。

【DO測定】

・試料を５本用意し，１本は希釈15分後にDO（DO_1）を測定する。
・残りの４本は空気の進入を防ぐため，ゴムカーラーまたは水封用ガラス口に希釈用液を満たし，遮光下20℃で保管する。希釈用液は時々，補充する。
・20℃で５日間保管した後にDO（DO_2）を測定する。

表３－24　BOD測定のための希釈倍数表

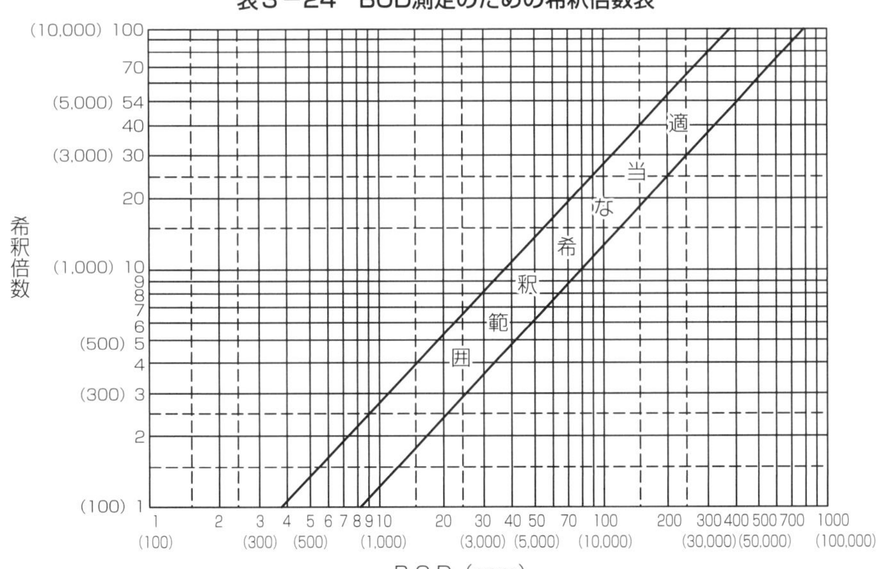

（出典　日本薬学会編：衛生試験法・注解，金原出版，p.871，2010）

③ BODの算出

2本のDO_2測定値の平均値を採用（3本測定を行いその中央値を採用するのが望ましい）し，DO_1との差に希釈倍数をかけてBOD値（mg/L）とする。

3）化学的酸素要求量（chemical oxygen demand：COD）

CODは，水質を表す一指標であり，試料水中の被酸化物質（主に有機物）を酸化剤で処理したときの酸素消費量mg/Lとして表される。酸化剤としては，過マンガン酸カリウム（$KMnO_4$）や重クロム酸カリウム（$K_2Cr_2O_7$）がよく用いられる。ここでは，操作が簡便な酸性高温過マンガン酸法を紹介する。本法は，BOD測定が不可能で細菌の増殖を許さないような試料でも測定が可能で，比較的短時間で結果が出るなどの利点がある。COD値は用いる酸化剤の種類，濃度，反応温度，時間などにより影響されやすく，還元剤などの混入によって通常の汚れと無関係な値が出ることなどに注意しなければならない。したがって，測定値には試験条件を付記しなければならない。

① 試薬調製

0.002mol/L（0.01N）$KMnO_4$溶液：$KMnO_4$ 約0.33gを水に溶解し1,000mLとした後，遮光した共栓瓶に保存する。使用時に0.005mol/L $Na_2C_2O_4$ 溶液（力価 f'＝1）を用いて標定する。

50％（w/w）硫酸：水65mLに，濃硫酸35mLを氷冷しながら少量ずつ加え調製する。

0.005mol/L（0.01 N）シュウ酸ナトリウム（$Na_2C_2O_4$）溶液：$Na_2C_2O_4$ 0.670gを水に溶かして1,000mLとし，遮光した共栓瓶に保存する。調製後，1か月以内に使用する（力価 f'＝1）。

② 測定操作

【フラスコの清浄】

・メスシリンダーを用い100mLの純水を量り取り，三角フラスコ（300mL容）に入れる。
・これに沸騰石2～3個と，メートルグラスで量った5mLの50％硫酸，ホールピペットで量り取った0.002mol/L $KMnO_4$溶液5mLを加える。
・フラスコ内の液を5分間弱火で煮沸する。

【中和処理】

・清浄操作を終えたフラスコにホールピペットで量り取った0.005mol/L $Na_2C_2O_4$溶液10mLを加えて脱色する。
・フラスコを火から取り去り，ビュレットを用いて0.002mol/L $KMnO_4$溶液を液が微紅色を呈するまで滴下する。

【過マンガン酸カリウム溶液の力価の標定】

・中和処理の済んだフラスコにメートルグラスで量り取った5mLの50％硫酸とホールピペットで正確に量り取った0.002mol/L $KMnO_4$溶液5mLを加える（操作①）。
・フラスコ内の液を5分間弱火で煮沸する（操作②）。
・フラスコに，ホールピペットで正確に量り取った0.005mol/L $Na_2C_2O_4$溶液（力価

f'＝１）10mLを加えて脱色する（操作③）。

・フラスコを火から取り去り，直ちにビュレットを用い0.002mol/L $KMnO_4$溶液をフラスコ内の液が持続する微紅色を呈するまで滴下し，その滴下量を記録する。0.002mol/L $KMnO_4$溶液による逆滴定は80℃以下では定量的に反応しないので液が熱いうちに行う必要がある（操作④）。
・フラスコの液は捨てずに，上記の操作①～④を３回繰り返す。
・３回の平均値を求めて力価とする。

0.002mol/L $KMnO_4$溶液の力価　f＝
10mL×0.005mol/L $Na_2C_2O_4$溶液の力価　f'／５mL＋滴定量（mL）

【過マンガン酸カリウム消費量の測定】

・沸騰石を残してフラスコ内の液を捨てる（操作①）。
・メスシリンダーを用い100mLの試料を量り取り，三角フラスコ（300mL容）に入れる（操作②）。
・メートルグラスで量り取った５mLの50％硫酸とホールピペットで正確に量り取った0.002mol/L $KMnO_4$溶液10mLを加える（操作③）。
・フラスコ内の液を５分間弱火で煮沸する。この操作の際，色が消える時は試料を少なくしてやり直す（操作④）。
・これに，ホールピペットで正確に量り取った0.005mol/L $Na_2C_2O_4$溶液10mLを加えて脱色する（操作⑤）。
・フラスコを火から取り去り，ビュレットを用い0.002mol/L $KMnO_4$溶液をフラスコ内の液が微紅色を呈するまで滴下し，その滴下量を記録する（操作⑥）。
・上記の操作①～⑥を３回行い，その平均値をａmLとする。

③　COD値の算出

【試料の過マンガン酸カリウム消費量の計算】

本法における試料中の酸化は下記の化学式により進行する。

$4KMnO_4 + 6H_2SO_4 \rightarrow 4MnSO_4 + 2K_2SO_4 + 6H_2O + 5O_2$
$O_2 + 2Na_2C_2O_4 + 2H_2SO_4 \rightarrow 2Na_2SO_4 + 2H_2O + 4CO_2$
$KMnO_4$　消費量（mg/L）＝0.316×｛(10＋a）f－10f'｝×（1,000／試料採取量）
0.01Nシュウ酸ナトリウム溶液１mL＝0.3161mg $KMnO_4$（f'＝1）

【COD値の算出】

上記の反応式より１分子の$KMnO_4$の消費は，5/4分子の酸素消費に相当するため，O_2及び$KMnO_4$の分子量を各々32及び158とすれば以下のようになる。

COD＝$KMnO_4$消費量（mg/L）×（5/4）×（32/158）

コラム：パックテスト®による測定法

飲料水の水質検査の項でも紹介したパックテスト®（共立理化学研究所）を用いるとこれまでに示した測定器具がない場合においても，現場や実習室で簡便にBODやCODの測定が可能である。現在，BOD測定用パックテスト®は，0～500mg/Lの測定が可能で，COD測定用パックテスト®は，0～8mg/Lの低濃度，0～100mg/Lの通常濃度，0～250mg/Lの高濃度の3つの濃度帯で測定が可能な製品が提供されている。

（4）細菌試験項目の測定

飲料水の試験と同様，一般細菌，大腸菌群の存在の有無またはその菌数を調べ，有機汚濁，し尿汚濁の有無またはその程度を評価する。細菌用培地の液性は中性（pH 7）付近であればよく，中性から大きくずれた場合，1N塩酸溶液，1N水酸化ナトリウム溶液または10%炭酸ナトリウム溶液などで調整する。市販の粉末培地は規定量を蒸留水に溶かして使用する。

1）一般細菌試験

飲料水水質検査の場合と同様の培地を用いて行う。

2）大腸菌群試験

「水質汚濁に係る環境基準」では，大腸菌群を検出するためにBGLB（ブリリアントグリーン乳糖ブイヨン：brilliant green lactose broth）培地法，水質汚濁防止法及び下水道法ではデオキシコレート寒天培地法で試験することが規定されている。

① BGLB培地法

最確数表（各希釈段階3本または5本ずつを使用する場合がある。ここでは各希釈段階3本ずつを使用した場合を示す。表3－25を用い大腸菌群の最確数（MPN：most probable number）を求める。

【測定操作】

・試料1mLを9mLの培地または滅菌水に入れ，段階希釈を行って調製する。

・発酵管（ガス捕集用にダーラム管を入れた中試験管）に約10mLのBGLB培地を入れ，モルトン栓をした後，121℃で15分間オートクレーブ滅菌する。

・各希釈段階の試料1mLずつを3本（または5本）ずつのBGLB培地発酵管に加え，35±1℃，48±3時間培養する。

・ダーラム管にガス発生が認められた陽性管数から最確数表により試料100mL中の大腸菌群の最確数を求める。

② デオキシコレート寒天培地法

本法は直接菌数を計算するため定量性は高い。

【測定操作】

・試料1mLを9mLの培地または滅菌水に入れ，段階希釈を行って調製する。

・各希釈段階の試料1mLずつを2枚以上の滅菌シャーレに取り，あらかじめ加温溶解して約50℃に保ったデオキシコレート寒天培地約15mLを無菌的に注ぎ，希釈試料と培地をよく混合する。

・放冷して凝固させた後，その表面に同培地または普通寒天培地を２～３mL重層して凝固させる。

・寒天平板培地はふたを下にし，35±１℃で20±２時間培養する。

・直径0.5mm以上の赤～深紅色のコロニー数を計数する。この時，コロニー数の算定は，拡散したコロニーがない１枚のプレート平板に30～300個のコロニーが見られるものを選んで行う。

・１プレート当たりのコロニー数（平均値）と試料採取量及び希釈倍数から試料１mLまたは１ｇ中の菌数を算出する。

表３－25　大腸菌群の最確数表（各希釈段階３本ずつを用いた場合）

陽性管数			10mL当たり最確数	陽性管数			10mL当たり最確数	陽性管数			10mL当たり最確数
原液	10倍希釈液	100倍希釈液		原液	10倍希釈液	100倍希釈液		原液	10倍希釈液	100倍希釈液	
0	0	0	<3.6	1	1	2	15	2	3	0	29
0	0	1	3.0	1	1	3	19	2	3	1	36
0	0	2	6.0	1	2	0	11	2	3	2	44
0	0	3	9.0	1	2	1	15	2	3	3	53
0	1	0	3.0	1	2	2	20	3	0	0	23
0	1	1	6.1	1	2	3	29	3	0	1	39
0	1	2	9.2	1	3	0	16	3	0	2	64
0	1	3	12	1	3	1	20	3	0	3	95
0	2	0	6.2	1	3	2	24	3	1	0	43
0	2	1	9.3	1	3	3	29	3	1	1	75
0	2	2	12	2	0	0	9.1	3	1	2	120
0	2	3	16	2	0	1	14	3	1	3	160
0	3	0	9.4	2	0	2	20	3	2	0	93
0	3	1	13	2	0	3	26	3	2	1	150
0	3	2	16	2	1	0	15	3	2	2	210
0	3	3	19	2	1	1	20	3	2	3	290
1	0	0	3.6	2	1	2	27	3	3	0	240
1	0	1	7.2	2	1	3	34	3	3	1	460
1	0	2	11	2	2	0	21	3	3	2	1,100
1	0	3	15	2	2	1	28	3	3	3	>1,100
1	1	0	7.3	2	2	2	35				
1	1	1	11	2	2	3	42				

（出典　日本薬学会編：必携・衛生試験法 第３版，金原出版，p.152，2021）

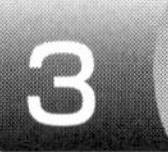 産業保健

産業保健の目的は，仕事によって生じる病気やけがを予防し健康を保持・増進することである。労働者の安全と健康の確保は，事業者の責務である。事業者は，労働者が仕事によって生じる健康障害（職業病）を予防し，働きやすい環境を整備する必要がある。健康リスクの高い従業員（労働者）ほど労働生産性は低下する。事業者が職業病を予防し健康づくりをすることは，企業の生産性にプラスに働くことにもなる。また労働者も，労働関連法規や職場の規約を遵守し，事業者が実施する健康に関連する事業を活用して，職業病を予防し，健康の保持・増進に努めなければならない。

1 労働者を取り巻く状況の変化

（1）人口構造の変化

我が国では，急速な高齢化率に加え，出生数は第2次ベビーブーム（1971～1974年）をピークに低下傾向，合計特殊出生率は人口の現状維持を示す2.08に達しない傾向が継続している。生産年齢人口（15～64歳）は1995（平成7）年をピークに，総人口も2008（平成20）年をピークにそれぞれ減少している（表3－26）。

表3－26 日本の総人口及び3区分別人口の推移

（単位：万人）

年	14歳以下人口	15～64歳人口	65歳以上人口	総数	高齢化率
1950	2,979	5,017	416	8,411	5%
1955	3,012	5,517	476	9,008	5%
1960	2,843	6,047	540	9,430	6%
1965	2,553	6,744	624	9,921	6%
1970	2,515	7,212	739	10,467	7%
1975	2,722	7,581	887	11,194	8%
1980	2,751	7,883	1,065	11,706	9%
1985	2,603	8,251	1,247	12,105	10%
1990	2,249	8,590	1,489	12,361	12%
1995	2,001	8,716	1,826	12,557	15%
2000	1,847	8,622	2,201	12,693	17%
2005	1,752	8,409	2,567	12,777	20%
2010	1,680	8,103	2,925	12,806	23%
2015	1,589	7,629	3,347	12,709	27%
2020	1,503	7,509	3,603	12,615	29%
2025	1,407	7,170	3,677	12,254	30%
2030	1,321	6,875	3,716	11,913	31%
2035	1,246	6,494	3,782	11,522	33%
2040	1,194	5,978	3,921	11,092	35%
2045	1,138	5,584	3,919	10,642	37%
2050	1,077	5,275	3,841	10,192	38%
2055	1,012	5,028	3,704	9,744	38%
2060	951	4,793	3,540	9,284	38%

（資料 2020年までは総務省「国勢調査」（年齢不詳人口を含む），2025年以降は国立社会保障・人口問題研究所「日本の将来推計人口（平成29年推計）」（出生中位・死亡中位推計））

演習３－１

表３－26をもとに，わかりやすいグラフを描いてみよう。また，そのグラフからどのようなことがわかるか書き出してみよう。

（２）労働の担い手

少子高齢化やこれに伴う人口減少は，労働者人口の減少につながる。その補填に女性，高齢者の労働力が期待され，就労促進施策の推進が図られ，女性と高齢者の就労率は上昇してきた。総人口，生産年齢人口が減少しても就業者数，労働力人口（満15歳以上で就業者と完全失業者を合計した人口）は1990年代後半の水準を維持している。主要国における高齢者の就業率は上昇しているが，その中でも日本の高齢者の就業率は最も高く，高齢者の約４割が就業している。

女性の就労に関しては，結婚･出産に伴う離職を示すM字カーブが特徴であったが，未婚率及び共働き世帯の上昇により解消されつつある（図３－14，図３－15）。共働き世帯数は1992（平成４）年に専業主婦世帯数と逆転し，2019（令和元）年には共働き世帯が66.2％（1245万世帯）となった。これは，「夫は外で働き，妻は家庭を守る」いう性別役割分担に対する考え方が薄れ，法制度面での環境整備が図られたことが影響している。例えば，1985（昭和60）年の「雇用の分野における男女の均等な機会及び待遇の確保等に関する法律」（男女雇用機会均等法）の制定，1991（平成３）年の「育児休業等に関する法律」による育児休業の創設，1995（平成７）年には同法を「育児休業，介護休業等育児又は家族介護を行う労働者の福祉に関する法律」（育児・介護休業法）に改正し介護休業を創設するなどである。

表３－27　年齢階級別就業者数の推移（単位：万人）

		男女計								男			女		
		総数	15～64歳	15～24歳	25～34歳	35～44歳	45～54歳	55～64歳	65歳以上	総数	15～64歳	65歳以上	総数	15～64歳	65歳以上
実数	2011年	6,293	5,722	481	1,217	1,503	1,286	1,235	571	3,639	3,289	349	2,654	2,433	222
	2012	6,280	5,684	472	1,192	1,514	1,301	1,205	596	3,622	3,258	365	2,658	2,426	231
	2013	6,326	5,690	483	1,173	1,522	1,336	1,177	637	3,620	3,231	390	2,707	2,459	247
	2014	6,371	5,689	486	1,158	1,523	1,365	1,158	682	3,635	3,220	416	2,737	2,469	267
	2015	6,401	5,670	488	1,136	1,509	1,400	1,137	732	3,639	3,196	443	2,764	2,474	288
	2016	6,465	5,695	512	1,130	1,482	1,445	1,126	770	3,655	3,193	462	2,810	2,502	308
	2017	6,530	5,724	519	1,124	1,458	1,489	1,134	807	3,672	3,188	483	2,859	2,535	324
	2018	6,664	5,802	562	1,120	1,436	1,535	1,148	862	3,717	3,206	512	2,946	2,596	350
	2019	6,724	5,832	580	1,110	1,401	1,580	1,162	892	3,733	3,202	531	2,992	2,630	361
	2020	6,676	5,771	563	1,098	1,350	1,588	1,172	906	3,709	3,170	538	2,968	2,601	367
	2021	6,667	5,755	557	1,098	1,320	1,610	1,170	912	3,687	3,149	538	2,980	2,606	374

（資料　総務省統計局：労働力調査2021（基本集計）平均結果の要約，2022）

演習３－２

表３－27の値を用いて横軸を年，縦軸を実数（万人）として総数，年齢階級別，男女計，男性，女性の就業者数の推移を折れ線グラフに描いてみよう。

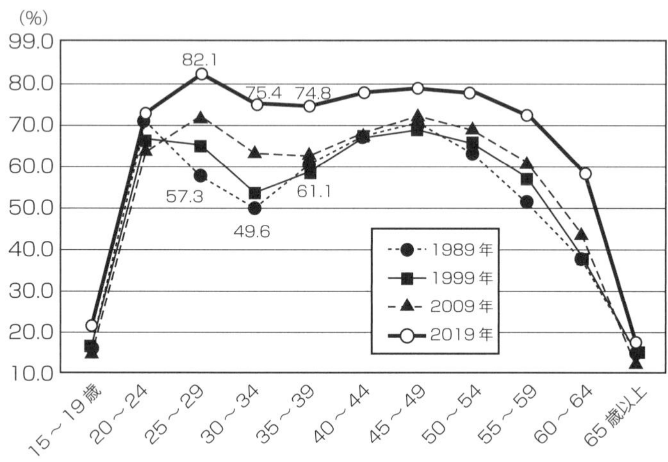

図３－14 女性の年齢階級別就業率の変化
（資料 総務省統計局：労働力調査）

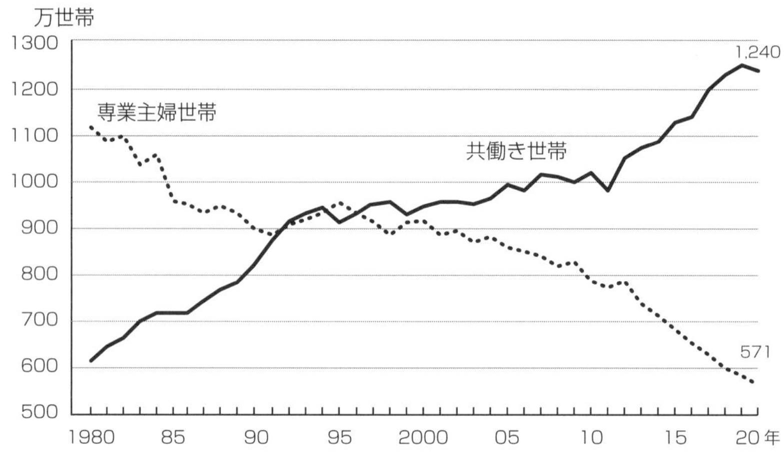

（注）「労働力調査特別調査」と「労働力調査（詳細集計）」とでは調査方法，調査月等が相違することから時系列比較には注意を要する。「専業主婦世帯」とは，2017年までは夫が非農林業雇用者で妻が非就業者（非労働力人口及び完全失業者）の世帯。2018年以降は，就業状態の分類区分の変更に伴い，夫が非農林業雇用者で妻が非就業者（非労働力人口又は失業者）の世帯。共働き世帯の割合は，男性雇用者世帯に占める割合である。

図３－15 専業主婦世帯と共働き世帯の変化（1980年～2020年）
（資料 総務省統計局：2001年以前は労働力調査特別調査，2002年以降は労働力調査（詳細集計））

演習３－３

近年の労働者人口の状況を述べ，課題について考察してみよう。

(3) 非正規雇用労働者の増加

男女ともに短時間の就業形態の増加等により，非正規職員の労働者が増加してきた。総数では1989（平成元）年に817万人から2019（令和元）年に2,165万人へと約2.6倍に増えた。雇用者に占める割合では，総数では19.1％から38.3％の約２倍に，男性では8.7％から22.9％へ，女性では36.0％から56.0％へ上昇した（図３－16）。2020（令和２）年において非正規雇用形態が多いのは，年齢階級別に見ると男性では65歳以上が，女性では45～54歳が最も多い。割合では65歳以上が76.5％以上と最も多い。

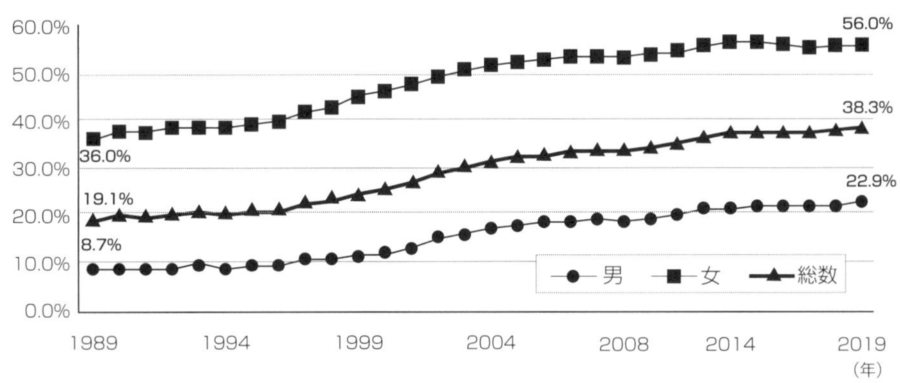

（注）「非正規の職員・従業員」が役員を除く雇用者に占める割合である。

図３－16　非正規雇用労働者の割合の推移（1989年～2019年）

（資料　2001年以前は総務省統計局：労働力調査特別調査，2002年以降は労働力調査 詳細集計）

演習３－４

総務省統計局「労働力調査」の雇用形態・年齢階級別推移の定数または割合のデータを調べ，正規の職員・従業員，非正規の職員・従業員について，年齢階級別，性別を年次推移で折れ線グラフで表し，それぞれどのような傾向があるか書き出してみよう。

(4) 非正規雇用労働者の課題

2018（平成30）年から2020（令和２）年における正規・非正規の職員・従業員の年間収入における最頻収入は，正規職員の男性が500～699万円，女性が200～299万円，非正規職員の男性，女性ともに100万円未満であった。非正規雇用労働者の賃金は正規雇用労働者に比して低いことがわかる。時給ベースで平均賃金を年齢階級別に比較すると，どの年齢階級においても非正規雇用労働者は正規雇用労働者に比して賃金が低い。また正社員以外に教育訓練を実施している事業所は，2016（平成28）年度を調査対象とした結果では約半数にとどまっている。

2 健康に影響を与える労働環境

（1）労働条件に関する法規

健康に影響を与える労働条件は，事業者の安全配慮義務について，残業を含む労働時間，休憩時間，休日や有給休暇等労働者の疲労回復に関わる事項，月経困難時の休暇，妊娠，産前産後の就業など働く母性保護に関する就業事項，未成年労働者の成長を阻害しない就業事項等があげられる。これらの最低基準について労働基準法及び関連の政令，省令などで示されている。労働条件を遵守することは，過重労働における過労死，過労による自殺などを防ぐために重要である。

（2）作業条件に関する法規

作業環境には，物理的，化学的，生物学的な有害因子，作業方法や作業姿勢等の作業条件が関係する。これらは職業病と関連が深く労働安全衛生法，じん肺法，作業関係測定法などにより最低基準が示されている。

3 労働による健康障害の状況

（1）近年の状況

死亡者数，休業４日以上の死傷者数ともに長期的には減少傾向にある。ただし近年休業４日以上の死傷者数は増加傾向にある。死亡では墜落転落が24%，休業４日以上の死傷者数では転倒が24%で最も多かった（図３－17）。

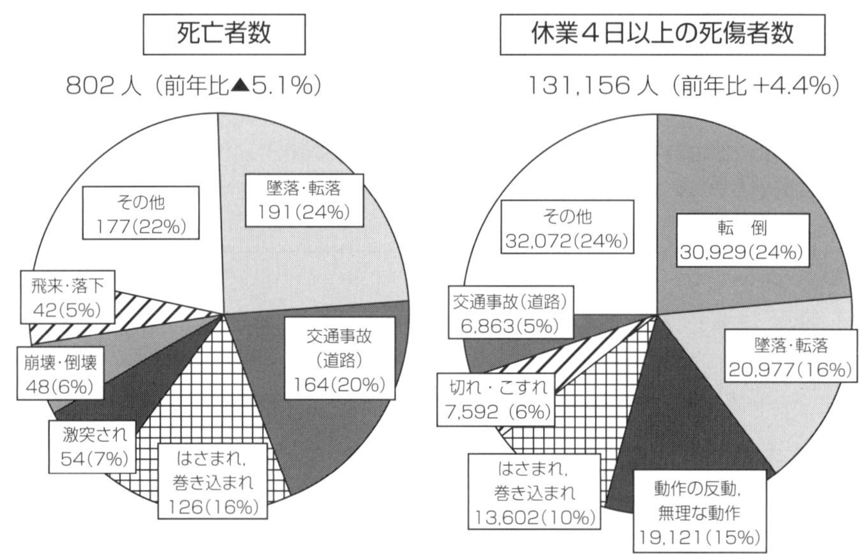

図３－17　2020（令和２）年事故の型別労働災害発生状況

（資料　厚生労働省：令和２年 労働災害発生状況，2021）

演習３－５

労働災害発生状況について考察してみよう。

（2）労働者の傷病の分類

仕事によって疾病や怪我をすることを業務上疾病（労災）という。これには通勤時間の傷病も含まれる。休憩時間を含む作業に関連する傷病（出張を含む）で最も多いのは腰痛である。特定の作業によって生じる特定の疾病について表3－28に示す。

表3－28　職業病の原因と症状（労働基準法施行規則第35条関係別表1の2より）

物理的因子による次に掲げる疾病	
原因	症状
紫外線	前眼部疾患又は皮膚疾患
赤外線	網膜火傷，白内障等の眼疾患又は皮膚疾患
レーザー光線	網膜火傷等の眼疾患又は皮膚疾患
マイクロ波	白内障等の眼疾患
電離放射線	急性放射線症，皮膚潰瘍等の放射線皮膚障害，白内障等の放射線眼疾患，放射線肺炎，再生不良性貧血等の造血器障害，骨壊死その他の放射線障害
高圧室内作業又は潜水作業	潜函病又は潜水病
気圧の低い場所	高山病又は航空減圧症
暑熱な場所	熱中症
高熱物体	熱傷
寒冷な場所又は低温物体	凍傷
著しい騒音	難聴等の耳の疾患
超音波	手指等の組織壊死
身体に過度の負担のかかる作業態様に起因する次に掲げる疾病	
原因	症状
重激な業務	筋肉，腱，骨若しくは関節の疾患又は内臓脱
重量物を取り扱う業務，腰部に過度の負担を与える不自然な作業姿勢により行う業務，その他腰部に過度の負担のかかる業務	腰痛
さく岩機，鋲打ち機，チェーンソー等の機械器具の使用	手指，前腕等の末梢循環障害，末梢神経障害又は運動器障害
電子計算機への入力を反復して行う業務その他上肢に過度の負担のかかる業務	後頭部，頸部，肩甲帯，上腕，前腕又は手指の運動器障害
化学物質等による次に掲げる疾病	
原因	症状
フッ素樹脂，塩化ビニル樹脂，アクリル樹脂等の合成樹脂	眼粘膜の炎症又は気道粘膜の炎症等の呼吸器疾患
すす，鉱物油，うるし，テレビン油，タール，セメント，アミン系の樹脂硬化剤	皮膚疾患
タンパク質分解酵素	皮膚炎，結膜炎又は鼻炎，気管支ぜん息等の呼吸器疾患
木材の粉じん，獣毛のじんあい	アレルギー性の鼻炎，気管支ぜん息等の呼吸器疾患
落綿等の粉じんを飛散する場所	呼吸器疾患
石綿	良性石綿胸水又はびまん性胸膜肥厚
空気中の酸素濃度の低い場所	酸素欠乏症
がん原性物質若しくはがん原性因子又はがん原性工程における業務による次に掲げる疾病	
原因	症状
ベンジジン	尿路系腫瘍
ベーターナフチルアミン	尿路系腫瘍
4-アミノジフェニル	尿路系腫瘍
4-ニトロジフェニル	尿路系腫瘍
ビス（クロロメチル）エーテル	肺がん
ベリウム	肺がん
ベンゾトリクロライド	肺がん

石綿	肺がん又は中皮腫
ベンゼン	白血病
塩化ビニル	肝血管肉腫又は肝細胞がん
オルト-トルイジン	膀胱がん
1, 2-ジクロロプロパン	胆管がん
ジクロロメタン	胆管がん
電離放射線	白血病，肺がん，皮膚がん，骨肉腫，甲状腺がん，多発性骨髄腫又は非ホジキンリンパ腫
オーラミンを製造する工程	尿路系腫瘍
マゼンタを製造する工程	尿路系腫瘍
コークス又は発生炉ガスを製造する工程	肺がん
クロム酸塩又は重クロム酸塩を製造する工程	肺がん又は上気道のがん
ニッケル	肺がん又は上気道のがん
砒素	肺がん又は皮膚がん
すす，鉱物油，タール，ピッチ，アスファルト又はパラフィン	皮膚がん

4 労働衛生管理のしくみ

（1）行政の組織

関係法規は厚生労働省が所管している。47都道府県に労働局が置かれ，さらに労働基準監督署を設置し，事業所の労働安全衛生管理について監督指導にあたる。

（2）企業内の管理の方法

作業環境管理，作業管理，健康管理を労働衛生３管理という。

作業環境管理は，作業環境中の種々の有害物質の有害要因を除去，低下させ，快適な作業環境を維持することである。作業環境中の有害因子の状態を把握するには，作業環境測定が行われる。

作業管理は，作業方法や手順の改善，作業姿勢や労働時間，高齢者への配慮，保護具による対策を行い，悪影響を減少させることである。

健康管理は，労働者の健康を継続的に観察（健康診断）し，健康の異常を早期に発見し，その進行や増悪を防止，さらには元の健康状態に回復するための医学的及び労務管理的な措置をすることである。

5 労働環境の変化

パソコン（デスクトップ型，ノート型），タブレット端末，スマートフォン等の情報機器の作業は，職場であたりまえになってきた。情報機器を使用して，データの入力・検索・照合等，文章・画像等の作成・編集・修正等，プログラミング，監視等を行う作業を長時間行うことで生じる健康障害（目の疲れ，手指の痺れ，肩こりなど眼頸肩腕疲労症状，焦燥感など）を予防することが重要である。厚生労働省は「情報機器作業における労働衛生管理のためのガイドライン」を定めた。個々の情報機器作業を区分し，作業内容及び作業時間に応じた労働衛生管理を行うものである。

6 メンタルヘルス

厚生労働省の「令和２年 労働安全衛生調査（実態調査）」によると，現在の仕事や職業生活に関することで，強いストレスとなっていると感じる事柄がある労働者の割合は54.2％（平成30年調査58.0％）となっている）。

強いストレスとなっていると感じる事柄がある労働者について，その内容は，「仕事の質・量」が56.7％（同59.4％）と最も多かった。また精神障害に係る労災補償認定件数は年々増加しており2020（令和２）年は約2,000件になっている。自殺による労災認定は近年200件／年近くある。

そこで，メンタルヘルスの不調を未然に防ぐために，職場におけるメンタルヘルスケアは重要である。平成26（2014）年に労働安全衛生法が改正され，従業員50人以上の事業所においてはメンタルヘルスチェック（ストレスチェック）が義務化されている。メンタルヘルスチェックを実施した場合には，事業者は，検査結果を通知された労働者の希望に応じて医師による面接指導を実施し，その結果，医師の意見を聴いた上で，必要な場合には，作業の転換，労働時間の短縮その他の適切な就業上の措置を講じなければならない。

表3－29 ストレスチェックシート

事業場			
所属部署			
氏　名			
生年月日		歳	1．男 2．女

［同意書］裏面【チェックシートの記入について（お願い）】の⑤に同意いただけましたら、右枠内のマークを塗りつぶしてください □

（事業場コード）

（受診者コード）

■あなたの仕事についてうかがいます。最もあてはまるものを1つぬりつぶしてください。	そうだ	まあそうだ	ややちがう	ちがう
1．非常にたくさんの仕事をしなければならない	□	□	□	□
2．時間内に仕事が処理しきれない	□	□	□	□
3．一生懸命働かなければならない	□	□	□	□
4．かなり注意を集中する必要がある	□	□	□	□
5．高度の知識や技術が必要な難しい仕事だ	□	□	□	□
6．勤務時間中はいつも仕事のことを考えていなければならない	□	□	□	□
7．からだを大変よく使う仕事だ	□	□	□	□
8．自分のペースで仕事ができる	□	□	□	□
9．自分で仕事の順番・やり方を決めることができる	□	□	□	□
10．職場の仕事の方針に自分の意見を反映できる	□	□	□	□
11．自分の技能や知識を仕事で使うことが少ない	□	□	□	□
12．私の部署内で意見のくい違いがある	□	□	□	□
13．私の部署と他の部署とはうまが合わない	□	□	□	□
14．私の職場の雰囲気は友好的である	□	□	□	□
15．私の職場の作業環境〔騒音、照明、温度、換気など〕はよくない	□	□	□	□
16．仕事の内容は自分にあっている	□	□	□	□
17．働きがいのある仕事だ	□	□	□	□

■最近1か月のあなたの状態についてうかがいます。最もあてはまるものを1つぬりつぶしてください。	ほとんどなかった	ときどきあった	しばしばあった	ほとんどいつもあった
1．活気がわいてくる	□	□	□	□
2．元気がいっぱいだ	□	□	□	□
3．生き生きする	□	□	□	□
4．怒りを感じる	□	□	□	□
5．内心腹立たしい	□	□	□	□
6．イライラしている	□	□	□	□
7．ひどく疲れた	□	□	□	□
8．へとへとだ	□	□	□	□
9．だるい	□	□	□	□
10．気がはりつめている	□	□	□	□
11．不安だ	□	□	□	□
12．落ち着かない	□	□	□	□
13．ゆううつだ	□	□	□	□
14．何をするのも面倒だ	□	□	□	□
15．物事に集中できない	□	□	□	□
16．気分が晴れない	□	□	□	□
17．仕事が手につかない	□	□	□	□
18．悲しいと感じる	□	□	□	□

	ほとんどなかった	ときどきあった	しばしばあった	いつもあった
19．めまいがする	□	□	□	□
20．体のふしぶしが痛む	□	□	□	□
21．頭が重かったり頭痛がする	□	□	□	□
22．首筋や肩がこる	□	□	□	□
23．腰が痛い	□	□	□	□
24．目が疲れる	□	□	□	□
25．動悸や息切れがする	□	□	□	□
26．胃腸の具合が悪い	□	□	□	□
27．食欲がない	□	□	□	□
28．便秘や下痢をする	□	□	□	□
29．よく眠れない	□	□	□	□

■あなたの周りの方々についてうかがいます。最もあてはまるものを1つぬりつぶしてください。	非常に	かなり	多少
次の人たちはどれくらい気軽に話ができますか？			
1．上司	□	□	□
2．職場の同僚	□	□	□
3．配偶者、家族、友人等	□	□	□
あなたが困った時、次の人たちはどのくらい頼りになりますか？			
4．上司	□	□	□
5．職場の同僚	□	□	□
6．配偶者、家族、友人等	□	□	□
あなたの個人的な問題を相談したら、次の人たちはどのくらい聞いてくれますか？			
7．上司	□	□	□
8．職場の同僚	□	□	□
9．配偶者、家族、友人等	□	□	□

■満足度についてうかがいます。	満足	まあ満足	やや不満足
1．仕事に満足だ	□	□	□
2．家庭生活に満足だ	□	□	□

■こころの健康問題について何か相談したいことがありますか

1．相談したいことはない

2．相談したいことはあるが、今すぐ相談しようとは思わない

3．相談したいことがあり、今すぐに（例えば1ヶ月以内）でも相談したい

■先月の時間外・休日労働（残業）はどれいくらいでしたか？

1．45時間未満 □　　2．45～60時間未満

3．60～80時間未満 □　　4．80～100時間未満

5．100時間以上 □

（資料　全国労働衛生団体連合会webサイト〔https://www.zeneiren.or.jp〕）

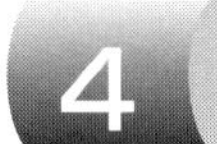

4 学校環境衛生

1 学校環境衛生の目的と関係法令

学校は児童・生徒等が１日の大半を過ごす場である。発達段階の児童・生徒等は環境からの影響を受けやすい。学校生活において彼らの健康を守り，学習能率の向上を図り，健康的で快適な学習環境を用意することが必要である。そのために学校の適切な環境衛生の維持管理に努め，必要に応じて改善しなければならない。学校環境衛生の目的は，児童・生徒等の①命を守り心身の発育発達を促し健康の増進を図る，②学習能率の向上を図る，③豊かな情操と素質や能力を育成することである。これらを達成するために定期検査，臨時検査，日常点検があり，その内容は「学校環境衛生基準」に示されている。「学校環境衛生基準」は学校保健安全法第６条に規定されており，施行規則には検査項目，回数，検査基準等が示されている。

2 学校環境衛生活動の進め方と内容

(1) 学校環境衛生活動の進め方

学校環境衛生活動の進め方は図３－18にまとめることができる。

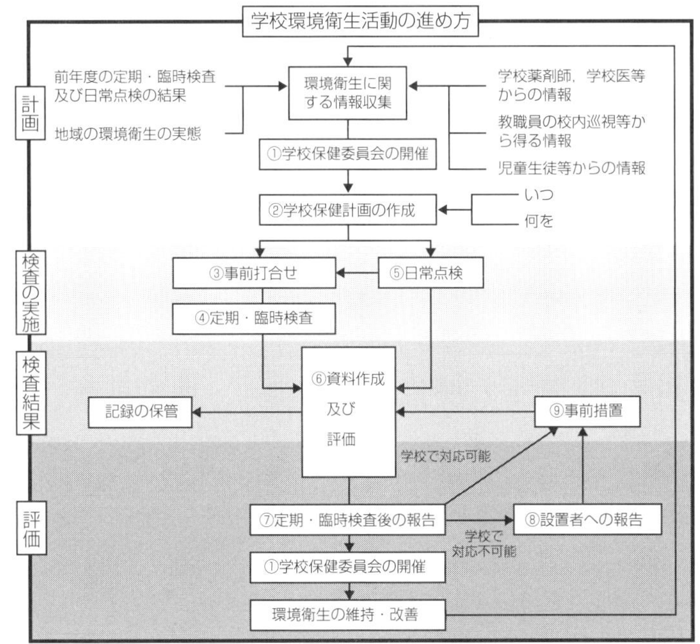

図３－18　学校環境衛生活動の進め方

（資料　文部科学省：学校環境衛生管理マニュアル平成30年度改訂版，P.12，2018）

(2) 定期検査，臨時検査及び日常点検

学校環境衛生基準が示す定期検査，臨時検査及び日常点検の概略を図３－19に示す。

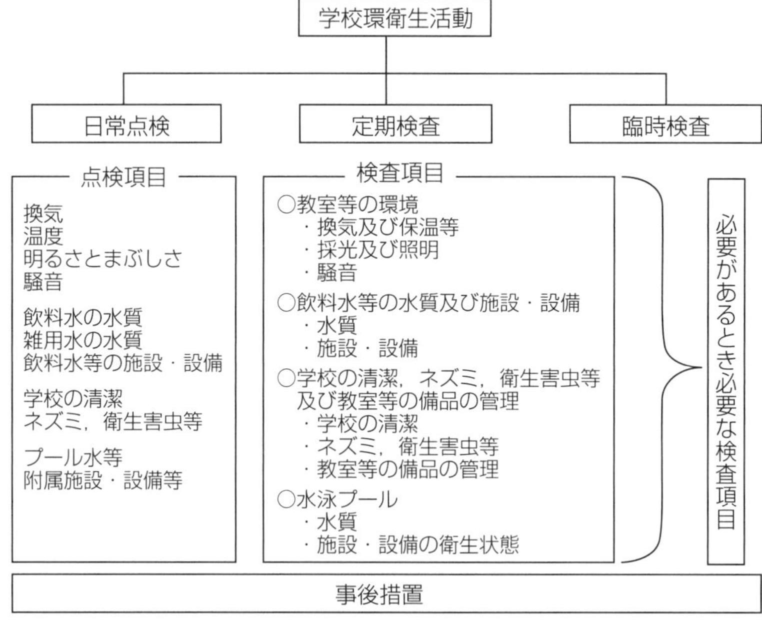

図３－19　学校環境衛生活動の概略

（資料　文部科学省：学校環境衛生管理マニュアル平成30年度改訂版，p.19，2018）

3 教室等の環境

教室等の環境に係る学校環境衛生基準より，各項目の基準と検査方法について以下に示す。

(1) 換　　気

1）基　　準

二酸化炭素は，1500ppm以下であることが望ましい。

2）方　　法

二酸化炭素は，検知管法により測定する。

(2) 温　　度

1）基　　準

18℃以上，28℃以下であることが望ましい。

2）方　　法

0.5度目盛りの温度計を用いて測定する。

(3) 相対湿度

1）基　　準

30％以上，80％以下であることが望ましい。

2）方　　法

0.5度目盛りの乾湿球湿度計を用いて測定する。

（4）浮遊粉じん

1）基　　準

0.10mg/m^3以下であること。

2）方　　法

相対沈降径10μm以下の浮遊粉じんをろ紙に捕集し，その質量による方法（Low-Volume Air Sampler法）または質量濃度変換係数（K）を求めて質量濃度を算出する相対濃度計を用いて測定する。

（5）気　　流

1）基　　準

0.5m／秒以下であることが望ましい。

2）方　　法

0.2m／秒以上の気流を測定することができる風速計を用いて測定する。

（6）一酸化炭素

1）基　　準

6 ppm以下であること。

2）方　　法

検知管法により測定する。

（7）二酸化窒素

1）基　　準

0.06ppm以下であることが望ましい。

2）方　　法

ザルツマン法により測定する。

（8）揮発性有機化合物

1）基　　準

ホルムアルデヒド100μg/m^3以下，トルエン260μg/m^3以下，キシレン200μg/m^3以下，パラジクロロベンゼン240μg/m^3以下，エチルベンゼン3,800μg/m^3以下，スチレン220μg/m^3以下であること。

2）方　　法

① 普通教室，音楽室，図工室，コンピュータ教室，体育館等必要と認める教室において検査を行う。児童生徒等がいない教室等において，30分以上換気の後5時間以上密閉してから採取し，ホルムアルデヒドにあっては高速液体クロマトグラフ法により，それ以外にあってはガスクロマトグラフ－質量分析法により測定した場合に限り，その結果が著しく基準値を下回る場合には，以後教室等の環境に変化が認められない限り，次回からの検査を省略することができる。

② キシレン，パラジクロロベンゼン，エチルベンゼン，スチレンについては，必要

と認める場合に検査を行う。

③ ホルムアルデヒドについては，ジニトロフェニルヒドラジン誘導体固相吸着／溶媒抽出法により採取し，高速液体クロマトグラフ法により測定する。

④ ホルムアルデヒド以外については，固相吸着／溶媒抽出法，固相吸着／加熱脱着法，容器採取法のいずれかの方法により採取し，ガスクロマトグラフ－質量分析法により測定する。

(9) ダニまたはダニアレルゲン

1) 基　　準

100匹/m^2以下またはこれと同等のアレルゲン量以下であること。

2) 方　　法

温度及び湿度が高い時期に，ダニの発生しやすい場所において1 m^2を電気掃除機で1分間吸引し，ダニを捕集する。捕集したダニは，顕微鏡で計数するか，アレルゲンを抽出し，酵素免疫測定法によりアレルゲン量を測定する。

(10) 照　　度

1) 基　　準

① 教室及びそれに準ずる場所の照度の下限値は，300lx（ルクス）とする。また，教室及び黒板の照度は，500lx以上であることが望ましい。

② 教室および黒板のそれぞれの最大照度と最小照度の比は，20：1を超えないこと。また，10：1を超えないことが望ましい。

③ コンピュータを使用する教室等の机上の照度は，500～1000lx程度が望ましい。

④ テレビやコンピュータ等の画面の垂直面照度は，100～500lx程度が望ましい。

⑤ その他の場所における照度は，日本産業規格Z 9110に規定する学校施設の人工照明の照度基準に適合すること。

2) 方　　法

① 日本産業規格C 1609-1に規定する規格に適合する照度計を用いて測定する。

② 教室の照度は，図3－20に示す9か所に最も近い児童・生徒等の机上で測定し，それらの最大照度，最小照度で示す。

③ 黒板の照度は，図3－20に示す9か所の垂直面照度を測定し，それらの最大照度，最小照度で示す。

④ 教室以外の照度は，床上75cmの水平照度を測定する。なお，体育施設及び幼稚園等の照度は，それぞれの実態に即して測定する。

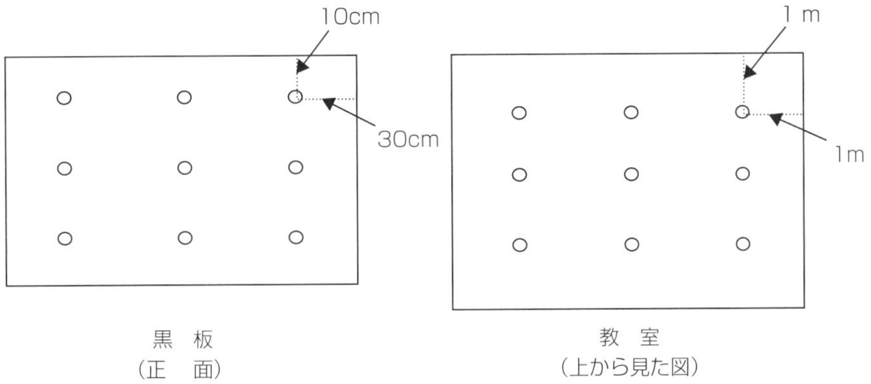

黒板
（正　面）

教室
（上から見た図）

図3－20　照度の測定点

(11) まぶしさ

1）基　　準

① 児童生徒等から見て，黒板の外側15°以内の範囲に輝きの強い光源（昼光の場合は窓）がないこと。

② 見え方を妨害するような光沢が，黒板面及び机上面にないこと。

③ 見え方を妨害するような電灯や明るい窓等が，テレビ及びコンピュータ等の画面に映じていないこと。

2）方　　法

見え方を妨害する光源，光沢の有無を調べる。

(12) 騒音レベル

1）基　　準

教室内の等価騒音レベルは，窓を閉じているときはLAeq50dB（デシベル）以下，窓を開けているときはLAeq55dB以下であることが望ましい。

2）方　　法

普通教室に対する工作室，音楽室，廊下，給食施設及び運動場等の校内騒音の影響並びに道路その他の外部騒音の影響があるかどうかを調べ騒音の影響の大きな教室を選び，児童・生徒等がいない状態で，教室の窓側と廊下側で，窓を閉じたときと開けたときの等価騒音レベルを測定する。

等価騒音レベルの測定は，日本産業規格C1509-1に規定する積分・平均機能を備える普通騒音計を用い，A特性で5分間，等価騒音レベルを測定する。

なお，従来の普通騒音計を用いる場合は，普通騒音から等価騒音を換算するための計算式により等価騒音レベルを算出する。

特殊な騒音源がある場合は，日本産業規格Z8731に規定する騒音レベル測定法に準じて行う。

4 飲料水等の水質及び施設・設備，水泳プール

飲料水等の水質及び施設・設備に係る学校環境衛生基準より，検査項目・基準・検査方法を以下に示す。

(1) 飲料水等の検査

1) 検査項目

一般細菌，大腸菌，塩化物イオン，有機物（全有機炭素（TOC）の量），pH値，味，臭気，色度，濁度，遊離残留塩素の検査を行う。

2) 基　　準

水質基準に関する省令の基準による。ただし，遊離残留塩素については，水道法施行規則第17条第１項第３号に規定する遊離残留塩素の基準による。

3) 方　　法

① 毎学年１回，定期に検査する。

② 水質基準に関する省令の規定に基づき厚生労働大臣が定める方法により測定する。ただし，遊離残留塩素については，水道法施行規則第17条第２項の規定に基づき厚生労働大臣が定める遊離残留塩素及び結合残留塩素の検査方法により測定する。

③ 貯水槽がある場合には，その系統ごとに検査を行う。

(2) 水泳プール

水泳プールに係る学校環境衛生基準より，検査項目・基準・検査方法を以下に示す。

1) 検査項目

水質に関する検査項目として，遊離残留塩素，pH値，大腸菌，一般細菌，有機物等（過マンガン酸カリウム消費量），濁度，総トリハロメタン，循環ろ過装置の処理水があり，施設・設備の衛生状態として，プール本体の衛生状況等，浄化設備及びその管理状況，消毒設備及びその管理状況，屋内プールがある。ここでは，水質及び屋内プールについて，その基準と検査方法を紹介する。

2) 基　　準

水泳プールに関する基準については表３－28のとおりである。

3) 方　　法

① 遊離残留塩素，pH値，大腸菌，一般細菌，有機物等，濁度については，使用日の積算が30日以内ごとに１回検査を行う。

② 総トリハロメタンの検査は，使用期間中の適切な時期に１回以上行い，循環ろ過装置の処理水及び屋内プールの検査は，毎学年１回定期に行う。

③ 有利残留塩素は，水道法施行規則第17条第２項の規定に基づき厚生労働大臣が定める遊離残留塩素及び結合残留塩素の検査方法により測定する。

④ pH値，大腸菌，一般細菌，濁度，総トリハロメタン，循環ろ過装置の処理水は，水質基準に関する省令の規定に基づき厚生労働大臣が定める方法により測定する。

⑤ 有機物等（過マンガン酸カリウム消費量）は，滴定法により測定する。

⑥ 屋内プールにおいて，空気中の二酸化炭素及び空気中の塩素ガスは検知管法により測定し，水平面照度は日本産業規格C 1609-1に規定する照度計の規格に適合する照度計を用いて測定する。

表3－28 水泳プールの検査項目・基準

検査項目			基　準
水質	遊離残留塩素		0.4mg/L以上であること。また，1.0mg/L以下であることが望ましい。
	pH値		5.8以上8.6以下であること。
	大腸菌		検出されないこと。
	一般細菌		1mL中200コロニー以下であること。
	有機物等		12mg/L以下であること。
	濁度		2度以下であること。
	総トリハロメタン		0.2mg/L以下であることが望ましい
	循環ろ過装置の処理水		循環ろ過装置の出口における濁度は，0.5度以下であること。また，0.1度以下であることが望ましい。
施設・設備	屋内プール	空気中の二酸化炭素濃度	1500ppm以下が望ましい。
		空気中の塩素ガス	0.5ppm 以下が望ましい。
		水平面照度	200lx以上が望ましい。

5 手指の衛生検査

感染対策，食中毒予防の基本は手洗いである。医療・福祉の現場はもとより，食品を取り扱う人にとって手洗いは欠かせない。また，家庭においても感染症を予防するための最も重要な基本的手段である。手洗いの目的は手指を介した交差汚染や伝播の予防であり，手洗いを習慣化することが求められている。

手洗いには①日常手洗い（social handwashing），②衛生的手洗い（hygenic handwashing），③手術時手洗い（surgical handwashing）がある。日常手洗いは液体石けんと流水を用い通過菌を除去する手洗いで，日常業務全般で実施する。衛生的手洗いは消毒剤と流水，または日常的手洗いにアルコールやヨウ素系の消毒剤を組み合わせて実施する。手術時手洗いは手術時に消毒剤と流水，スポンジブラシなどを用い長い時間をかけ皮膚常在菌も減少させることを目的に実施する。

手指の衛生検査法には手洗い法，ふき取り法，スタンプ法，グローブジュース法などがあるが，近年，簡便迅速なATPふき取り法が教育訓練に役立つツールとして注目されている。

1 手洗い法[10)]

（1）原　　理

通過菌による手指の汚染状況を簡便に見る方法である。左右の手を合わせよくこすり合わせることにより，両手の汚れ程度を均等にする。一方の手指は消毒剤で消毒し，もう一方の手はそのままにしておく。両方の手の指先を滅菌生理食塩水に浸し，手指の菌を洗い出しこれを検査試料として，各種細菌の検査を行う。培養後の菌数を比較し，手指の汚染状況を考察する。

（2）器　　具

滅菌シャーレ，滅菌ピペット，恒温槽など

（3）培地，消毒剤

- 一般生菌用：標準寒天培地，普通寒天培地など
- 大腸菌群用：デオキシコーレイト寒天培地，X-GAL寒天培地など
- 黄色ブドウ球菌用：卵黄加マンニット食塩培地など
- 市販簡易培地：p. 121コラム参照
- 消毒剤：70％アルコールなど

コラム：市販簡易培地

市販のフイルム状，プレート状の簡易培地は検査試料を滴下するだけで培養でき，培地調製の手間がかからない。培養スペースも少なくてすみ，廃棄ボリュームも小さく環境への負荷が少なくなる利点がある。代表的な簡易培地にはペトリフィルム，サニ太くん，コンパクトドライがある。

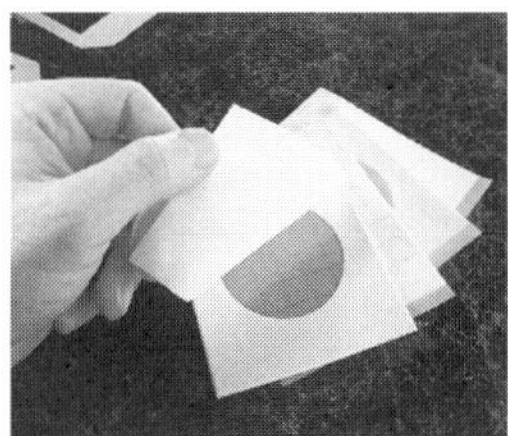
ペトリフイルム
（スリーエムジャパン㈱）

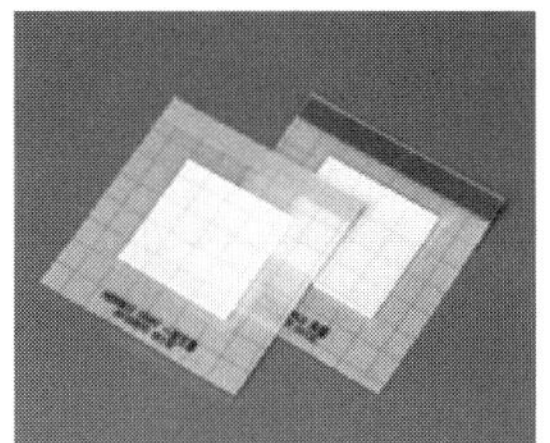
MC-Media Pad™
（JNC㈱）

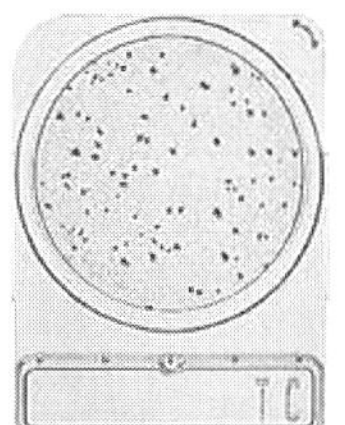

コンパクトドライ
（日水製薬㈱）

（4）操　作

① 15～20mLの滅菌生理食塩水を滅菌シャーレに入れる（2枚準備する）。
② 両手をよくこすり合わせ，汚れを左右均等にする。
③ 一方の手指の指先を①のシャーレに浸し，もみ洗いする。
④ 別の手指をアルコールなどの消毒液で殺菌する。
⑤ 同様に指先を①のシャーレに浸し，もみ洗いする。
⑥ 2枚の洗い水を検査試料とする。
⑦ 各検査試料を原液とし，10倍及び100倍段階希釈液を調製する。
⑧ 手指の汚染状況により，希釈段階を増減させてもよい（汚染がひどい場合は1,000倍段階希釈液を調製する）。
⑨ 原液，10倍，100倍段階希釈液を滅菌シャーレに1mLずつ取る。
⑩ 各段階で2枚のシャーレに1mL分注するので計12枚となる。
⑪ シャーレに一般生菌用培地（50℃保温）を約20mL分注する。
⑫ シャーレを水平に回転させ，培地と希釈液を十分混和させる。
⑬ シャーレを静置し培地が凝固した後37℃で48時間培養する。
⑭ 大腸菌群用培地を用いる場合，同様に調製し規定の温度・時間培養する。
⑮ 黄色ブドウ球菌用培地を用いる場合は0.1mLを培地表面に塗布し，24～48時間培養する。
⑯ 培養後，各シャーレに出現したコロニーを観察，計測する。

2 ふき取り法[11) 12) 13)]

（1）原　理

ふき取り法は曲面や凸凹面でも表面付着菌を捕捉できる。表面付着菌の回収率はふき取り表面の状況にもよるが，再現性のある測定が可能である。ただし，ふき取り時の力や角度が回収率に影響することがあり，個人差が出やすいという側面もある。また，ふき取った後に滅菌希釈液に菌を洗い出し，これを試料液として培地に接種する操作が必要である。

手指はしわや指紋があり凹凸が多いのでふき取り方法を標準化する必要がある。傷や手あれなどがある場合は常在菌が多数検出されることがあるので，通過菌による汚染状況を比較する場合は注意が必要である。

(2) 器　　具

滅菌ガーゼ（約3×10cm），滅菌生理食塩水，共栓広口希釈びん　ほか

または，市販ふき取りキット*1

コラム：市販ふき取りキット

市販ふき取りキットの例として，「ふきふきチェックⅡ／Ⅲ」（栄研化学㈱），「Pro·media ST−25」（㈱エルメックス），「ラスパーチェック」（日本BD㈱），「簡易ふき取りキットニッスイ」（日水製薬㈱），「ふきとり検査用器具ワイピット」（㈱アテクト）などがある。

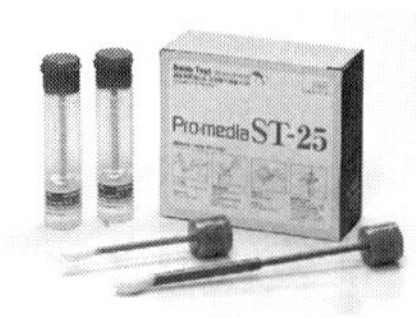

(3) 培　　地

前項に準じる。

(4) 操　　作

① 共栓広口希釈びんに生理食塩水50mLを入れ滅菌しておく（滅菌びん）。
② ピンセットでガーゼを取り出し滅菌生理食塩水で湿らせ手指をふき取る。
③ ガーゼを滅菌びんに入れ，1分間振り混ぜ，これを検査試料とする。
④ 市販のふき取りキットの場合，キットの綿棒で手指をふき取る。
⑤ 綿棒を希釈液中で振り混ぜこれを検査試料とする*2。
⑥ 検査試料は前項に準じ，一般生菌用，大腸菌群検出用あるいは黄色ブドウ球菌検出用の各培地に接種し，培養する。

3 スタンプ法（手形平板培地法）14) 15) 16)

(1) 原　　理

スタンプ法は検体表面に直接培地を接触させて表面の微生物を採取する“コンタクト法”である。手形平板培地は手のひら全体に付着している微生物の汚染を検査できる培地で，手形を取るような要領で手のひらを軽く押しつけたのち培養する。

＊1　キットに「絞り部」を設けてあるものは絞り部で綿棒を指で軽く圧迫し，余分な希釈滅菌液を搾り取ってからふき取り操作を行う。

＊2　この時綿球部を絞り部で圧迫すると綿球に採取された試料を効率よく回収できる。

（2）培　　地

市販手形培地：「パームチェック」㈱日研生物），「ハンドぺたんチェックⅡ」（栄研化学㈱），「ハンドスタンプシャーレ」（㈱アテクト）など

（3）操　　作

① 培地表面が十分乾燥したことを確認する。

② 手形培地容器のふたを取り，検査する手のひらを培地表面に密着させる。

③ 手形を取る要領で軽く押しつける。

④ ふたを閉め，容器の空きスペースなどに必要事項（検体名，日時，氏名など）を記入する。

⑤ 所定の温度（35～37℃）で所定の時間（24～48時間）培養する。

⑥ 培養後，現れたコロニーを観察し，記録する。

⑦ 使用済みの培地は容器ごと，オートクレーブで滅菌するか，煮沸，ないし焼却，ないし次亜塩素酸Na液に30分以上浸漬し，処分する。

コラム：手形培地を使った手指検査結果の例

①手洗い前

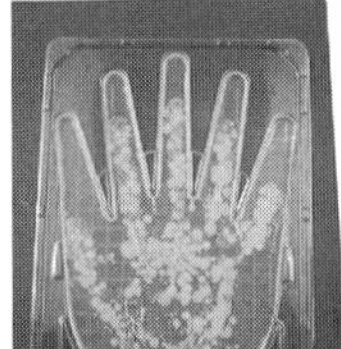

②いい加減な手洗い

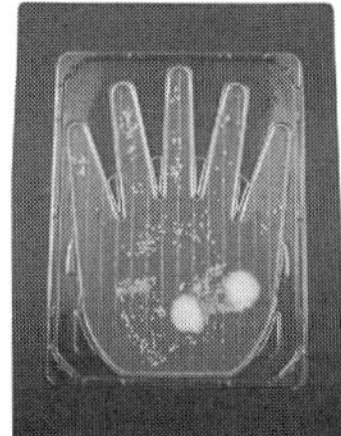

③洗浄剤，殺菌剤を使った正しい手洗い

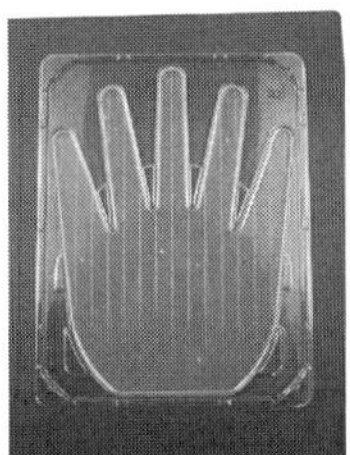

（出典　矢野俊博，岸本満：管理栄養士のための大量調理施設の衛生管理，幸書房，p.71，2009）

4 グローブジュース法[17)]

（1）原　　理

グローブジュース法[18) 19) 20)]はFDA（米国食品医薬品局）が外科用手指消毒薬の有効性試験法として推奨する手指細菌の試験法である。手指に手術用のゴム手袋を装着し，その中にサンプリング液を加えてマッサージをする。手指の表面からサンプリング液に移行した細菌を培養する。手指表面の一時通過菌の量や種類を測定することもできる。

（2）器　　具

・滅菌済み天然ゴムラテックス製の手術用ゴム手袋（パウダーフリー）

・サンプリング液：18mL／片手

（10.1gリン酸二ナトリウム，0.4gリン酸一カリウム，1.0gTritonX-100を1Lの精製水に溶解，pHを7.8±0.1に調製，121℃ 15分滅菌する。）

・中和剤：2 mL／片手

（1.25mL リン酸緩衝液，3.0ｇレシチン，10gTween80,3.3%チオ硫酸ナトリウムを1Lの精製水に溶解，pHを7.2に調製，121℃ 15分滅菌する。）

・電子メトロノーム　ほか

（3）培　　地

標準寒天培地，卵黄加マンニット食塩培地

（4）操　　作

① 滅菌ゴム手袋（パウダーフリー）を右手に装着する。

② 手袋にサンプリング液18mL及び中和剤2 mLを入れ，液を手袋全体になじませる。

③ 手袋の上から60秒間マッサージを行う。

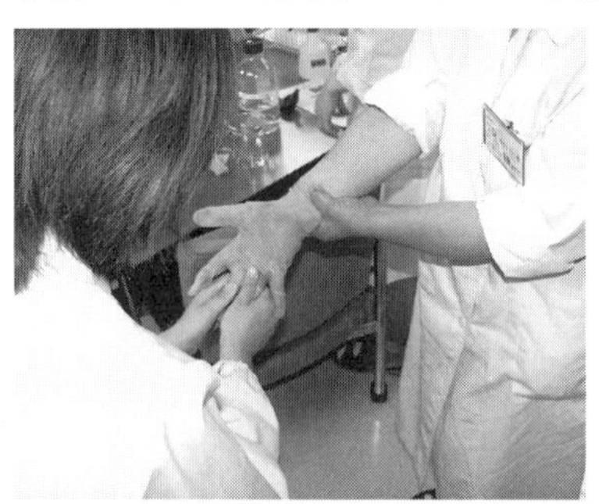

各指を2秒，指の間を2秒，ただし親指と人差し指の間は4秒，手のひらを10秒，甲を10秒マッサージした後，再度各指，指の間を同様にマッサージする。

④ 被験者は左手で手首部を握り手袋から液が出ないようにする。

⑤ 時間の測定は電子メトロノームを使用するとよい。

⑥ マッサージ終了後，静かに手を抜き取り，手袋をよくもみ，手袋内のサンプリング液を均一にする。

⑦ 手袋内のサンプリング液を2枚の卵黄加マンニット食塩寒天培地シャーレに0.1または0.2mLずつ取りコンラージ棒で広げる。

⑧ さらに，手袋内のサンプリング液を2枚の空のシャーレに1 mLずつ取る。

⑨ これにあらかじめ加熱溶解させて45 ～ 50℃に保った標準寒天培地を約15mLずつ加えて十分に混合し，培地が固まるまで静置する。

⑩ シャーレを逆さにして恒温器（35 ～ 37℃）内で22 ～ 26時間培養する。卵黄加マンニット食塩寒天培地は24 ～ 48時間培養する。

⑪ 標準寒天培地は各シャーレの集落数を数え，その値を平均して菌数とする。

⑫ 卵黄加マンニット食塩寒天培地は黄色不透明のコロニーで周囲の培地が白濁（卵黄反応陽性）したものを黄色ブドウ球菌と判定する[*3]。

＊3　表皮ブドウ球菌などのコアグラーゼ陰性菌は赤色（培地色）のコロニーを形成し周囲の培地は白濁しない。扁平でやや広がったコロニーが形成されることがあるが，多くの場合，バチラス属細菌などの雑菌である。

5 ATPふき取り法[21)22)]

(1) 原　　理

器具，機器，設備，食器等の表面に付着する微生物や食品残渣のATP量を汚れとして計測する。測定には「ATPふき取り検査キット」が便利で，数社から発売されている。検査キットにはATP測定装置と装置に対応するふきとりデバイス（消耗品）が用意されている。ふき取りデバイスは試薬と綿棒が一体になっており「ふき取り」「試薬との反応」「測定」を手間なく行うことができる。

(2) 器　　具

ATPふき取り検査キット（例）

「ルミテスター Smart」（キッコーマンバイオケミファ㈱）

「AccuPoint Advanced」（エア・ブラウン㈱）

「SystemSURE Plus」（HYGIENA）

「HY-LiTE　2」（メルク㈱）

「ルシフェライトLF－100」（日水製薬（㈱）

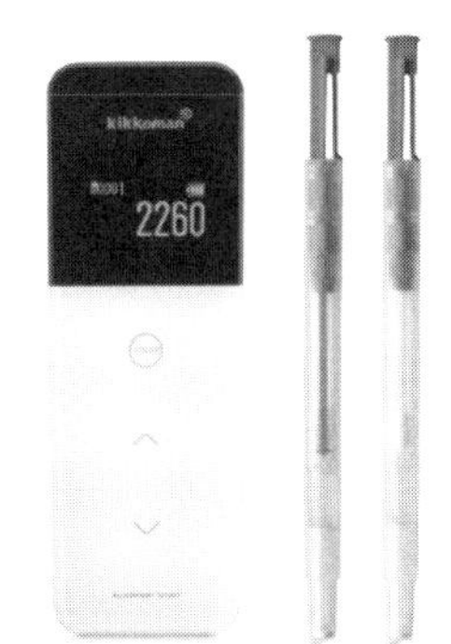

ルミテスターSmartと専用試薬（ふき取りデバイス）

(3) 操　　作

① 2人ないし3人でお互いの右手を専用試薬（ふき取りデバイス）でふき取り，ATP量（RLU）を測定する。

② ふき取り法，測定法は検査キットの取扱説明書に準じて行う。

③ 手指のふき取り方は，例えば次のように行う。以下，ふき取る時は「綿棒の先が変形するくらいの力を入れて」ふき取ること。

　a．手のひらのしわが伸びるように力を入れて手を開く。

　b．手のひらの部分を6往復，縦・横・縦と3回ふき取る。

　c．指の部分を1本ずつ各2往復指に沿ってふき取る（5本分）。

　d．指先から指先へと指の側面をなぞるように指の間を1往復ふき取る（4箇所）。

　e．指の先，爪部（つま先）を1往復ふき取る（5（本）箇所）。

④ 手を洗剤で洗浄し，ペーパータオルで水分をよくふき取る。

⑤ ③の方法で左手のふき取りをしてATP量（RLU）を測定する。

⑥ 表3－28の評価基準の例を参考に手指の清浄度を比較，評価する。

表3－28　評価基準の例

検査対象	基準値(RLU)	判定	対処
手指	1,500以上	不合格	再洗浄
	1,000以上	要注意	再洗浄または口頭注意
	1,000以下	合格	--------------------

コラム：ATP量の測定①

ATP：adenosine triphosphate（アデノシン三リン酸）はあらゆる生物の細胞内にあり，生合成に関わるエネルギーを供給する大切な役割を担う物質である。細菌１個当たりのATP含量はほぼ一定であるので，ATP量と細菌数には相関がある。したがってATP量を測定することで細菌数をある程度予測できる。なお，細菌が死滅するとATP量は減少するが，植物や動物の細胞内のATPは比較的安定で食品残渣（よごれ）のATPも微生物由来のATPと同時に測定される。すなわち,「ATPが存在する」ということは,「生物，あるいは生物の痕跡が存在する」証拠となる。

<ATP (adenosine tri phosphate)>

コラム：ATP量の測定②

ATP測定はホタル腹部の発光器の中で起きている酵素反応を利用している。試薬中にルシフェリンという化合物が含まれ，これがATPと酸素（O_2）の存在下で，ルシフェラーゼ（酵素）と反応し光を発する（発光反応）。ATP量が多ければ発光量も多くなり，RLU(relative light unit) という単位で表示される。

測定は約10秒ででき，ふき取ってから１～２分で結果が出る。RLU値が基準より高ければその場で再洗浄，再処理といった処置ができる。

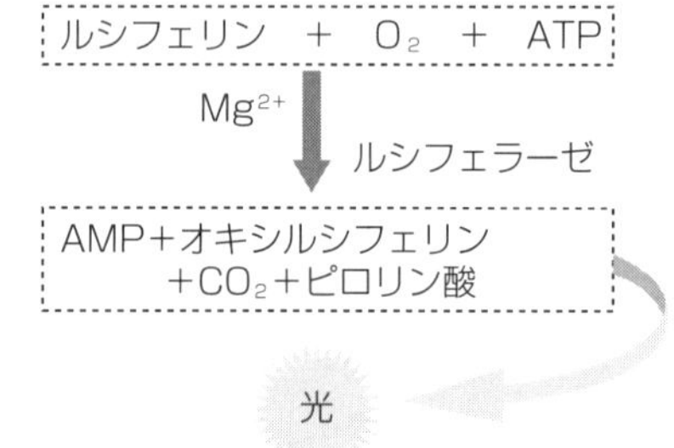

AMP：アデノシン一リン酸

6 手指消毒法

手指を介した接触感染による病原体の感染を防止するには「手洗い」が最も重要である。

（1）皮膚の細菌

1）皮膚常在菌（resident skin flora）

表皮ブドウ球菌など病原性が低い菌が主体であるが，毛包で増殖して皮膚表面に存在する。消毒により減少するが，皮膚常在菌を全て殺菌することはできない。

2）皮膚通過菌（transient skin flora）

接触などで皮膚に付着した細菌で，病原大腸菌などの病原菌で手指が汚染されることがある。衛生的手洗いによる洗浄・消毒のターゲットになる微生物である。

(2) 手洗い法

1) 清拭法 (swab method)

アルコールなどの消毒剤を浸みこませた綿球やガーゼ等で拭き取る方法である。

2) スクラブ法 (scrub method)

洗浄成分を含む手洗い用消毒薬をよく泡立ててこすり，水で洗い流す。クロルヘキシジングルコン酸塩またはポピドンヨードを主成分にした手洗い専用のものがある。

3) 流水と非抗菌性石けん (液体石けん：ハンドソープ)

水または温湯で手指をすすぎ洗いし，3～5 mLの製剤を用いて15秒以上洗い，すすいだ後ペーパータオル等で水分をしっかり拭き取る。

流水のみの15秒手洗いをすると，手洗いなしに対しウイルスの残存率は1％まで低下するが，ハンドソープで10秒また30秒もみ洗いした後，流水で15秒すすぐと残存率は0.01％まで下がる[23]。

4) 流水と抗菌性石けん (スクラブ剤)

衛生的手洗いでは，目に見える汚染があるときは流水と抗菌性石けんによる手洗いを行うが，速乾式擦式アルコール製剤の使用も多い。抗菌性石けん3～5 mLの製剤を用いて15秒以上洗い，すすいだ後ペーパータオル等で水分をしっかりふき取る。

5) 速乾式擦式アルコール製剤

手指消毒剤のうち「アルコール製剤」が日常生活においても最も普及してる。手指にスプレーして擦り込む「擦式法 (ラビング法)」であり，ベースン法 (浸け込む方法) に比べてその都度新しい消毒剤が提供され消毒効果が高い。アルコール製剤は速乾性があり取り扱いやすく，擦り込むと短時間で消毒効果が得られる。

アルコールのほかにクロルヘキシジングルコン酸塩や第4級アンモニウム塩 (ベンザルコニウム塩化物など) 等が含まれている製剤もある。これらは皮膚に吸着されやすく持続効果がある。

コラム：手指消毒剤の種類と特性

洗浄消毒法及び速乾性擦り込み式手指消毒法 (擦式消毒法) を以下に紹介する。

	消毒剤	商品名
洗浄消毒法	4％手洗い用グルコン酸クロルヘキシジン 7.5％ポピドンヨードスクラブ液	ヒビスクラブ イソジンスクラブ液
速乾性擦り込み式手指消毒法 (擦式消毒法)	消毒用エタノール／イソプロパノール 0.2％塩化ベンザルコニウムと消毒用エタノール 0.2％グルコン酸クロルヘキシジンと消毒用エタノール 0.5％ポピドンヨードと消毒用エタノール	 ウエルパス ヒビソフト イソジンパーム

(ICHG研究会編：歯科医療における感染予防対策と滅菌・消毒・洗浄，医歯薬出版，p. 14，2002)

しかし，アルコール製剤は脱脂により皮膚へのダメージ（手荒れなど）が発生することがある。手洗いや手指消毒を頻回に行うと皮脂やNMF（natural moisturizing factor：天然保湿成分）が減り，かつ角層タンパクが変性することで，皮膚の保湿機能が低下し，皮膚の乾燥を引き起こす。手荒れ防止効果のある各種の皮膚保護剤（エモリエント剤など）が配合されている製品もある。

●参考文献●

・厚生労働統計協会編：国民衛生の動向2021/2022，2021
・日本薬学会編：衛生試験法・注解，金原出版，2020
・蔵楽正邦ほか：環境衛生学実験第２版，建帛社，2009
・文部科学省：学校環境衛生管理マニュアル「学校環境衛生の基準」の理論と実践〔平成30年度改訂版〕，2018

●引用文献●

1）日本大百科全書, 小学館，1994
2）ホームプロwebサイト（https://www.homepro.jp/yougo/ha/yougo_ha_437.html）
3）環境省の有害大気汚染物質測定方法マニュアル（平成31年３月改訂）
4）日本建築学会編：日本建築学会環境基準AIJES-A001-2014；ホルムアルデヒドによる室内汚染に関する設計・施工等規準・同解説，2014
5）久松健一：花粉症に対するアレルギー薬の予防的投与法，アレルギーの臨床７(２)，pp. 19-23，1987
6）佐橋紀夫ら：日本における空中花粉測定および花粉情報の標準化に関する研究報告，日本花粉学会誌39(２)，pp. 129-134，1993
7）日本建築学会編：微生物・花粉による室内空気汚染とその対策，2009
8）菅原文子，諸岡信久，宮沢博：塵埃中のダニアレルゲン，カビコロニー数のソウル市と郡山市の比較，日本建築学会計画系論文集，No.482，p. 35-42，1996
9）渡辺雅尚ほか：スギ花粉抗原に対するモノクローナル抗体を用いたELISAによるCryj １の測定，アレルギー41(11)，pp.1535-1539，1992
10）蔵楽正邦ほか：環境衛生学実験，建帛社，1997，pp. 161-162
11）樫尾一監修：管理栄養士のための大量調理施設の衛生管理，幸書房，pp. 83-84，2005
12）森地敏樹：食品微生物検査マニュアル，栄研器材，pp. 252-253，2002
13）後藤政幸編：食品衛生学実験，建帛社，pp. 103-104，2009
14）樫尾一監修：管理栄養士のための大量調理施設の衛生管理，幸書房，pp. 78，2005
15）森地敏樹：食品微生物検査マニュアル，栄研器材，pp. 252-253，2002
16）後藤政幸編：食品衛生学実験，建帛社，pp. 101-102，2009
17）後藤政幸編：食品衛生学実験，建帛社，pp. 99-100，2009
18）U. S Food and Drug Administration：Guidelines for effectiveness testing of surgical hand scrub (glove juice test). Federal Register, 43, pp. 1242-1243，1978
19）森田師郎ほか：日本食品微生物学会誌，16(１)，pp. 65-70，1999
20）Milind S. Shintre et al：Infection control and Hospital epidemiology. 28(2)，pp. 191-197，2007
21）樫尾一監修：管理栄養士のための大量調理施設の衛生管理，幸書房，pp. 90-92，2005
22）後藤政幸編：食品衛生学実験，建帛社，pp. 107-108，2009
23）森功次ほか：Norovirusの代替指標としてFeline Calicivirusを用いた手洗いによるウイルス除去効果の検討，感染症学雑誌，80(５)，pp. 496-500，2006

第4章 身体組成の測定及び生理学実習

1 身体組成の測定

1. 脂肪量と除脂肪量
2. 体脂肪量の測定
3. 身体計測値

2 疲労測定

1. 疲労測定の方法
2. 疲労蓄積度の診断

3 エネルギー代謝

1. エネルギー代謝の測定
2. エネルギー代謝の分類

4 最大酸素摂取量（maximal oxygen uptake: $\dot{V}O_2max$）

1. 最大酸素摂取量の測定
2. 最大下運動負荷テスト（submaximal exercise test）
3. 最大運動負荷テスト（maximal exercise test）
4. 最大酸素摂取量の測定の生理的意義

5 アルコールの生体・社会的影響

1. 東大式ALDH 2表現型スクリーニングテスト（TAST）
2. アルコールパッチテスト

6 口腔機能

1. 口腔乾燥
2. 咬合力
3. 舌口唇運動機能
4. 舌圧
5. 咀嚼能力
6. その他の口腔検査

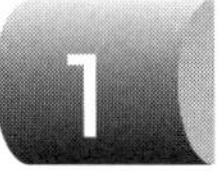

身体組成の測定

ヒトの身体組成は，外部環境から得られた体内の栄養素と他の基質の蓄積量を反映している。身体組成の測定により，このような構成要素がどう機能し，年齢や成長，代謝状態でどのように変化するかを理解することが可能になる。臨床栄養では，治療効果を改善するため，診断，疾患リスク・治療効果の判定材料として身体組成の測定が利用されている。脂肪量あるいは除脂肪量と同様，身長，体重，体格指数（body mass index：BMI）など通常の身体計測データは，標準に対する個人の状態あるいはその人の通常状態に対する特別な期間，例えば病床期間の状態を比較することができる。これらの単純な測定により栄養欠乏や不適切な栄養摂取の早期診断が可能となる。それにより様々な疾患を予防・改善する栄養の指導が可能である。

1 脂肪量と除脂肪量

人間の身体を構成する要素（身体組成）の類別の仕方はいくつかあり，化学的に見ると生体は，脂質，タンパク質，炭水化物，水分及びミネラルから（図４－１ａ），また解剖学的に見ると脂肪細胞，骨格筋，内臓，骨及びその他の要素から構成されている（図４－１ｂ）。これらのうち脂肪はその割合が比較的変動しやすい要素であり身体の発育がほぼ停止した後でも，大きく変わることは珍しくない。また身体に含まれる脂肪（体脂肪量）は生活習慣病の発症と深く関わっていることから，身体組成を脂肪とそれ以外の除脂肪とに分けて考えることが一般的である（図４－１ｃ）。体脂肪量以外の部分の重さは除脂肪量と呼ばれ，そのうち約40～50％が骨格筋で占められている[1)]。

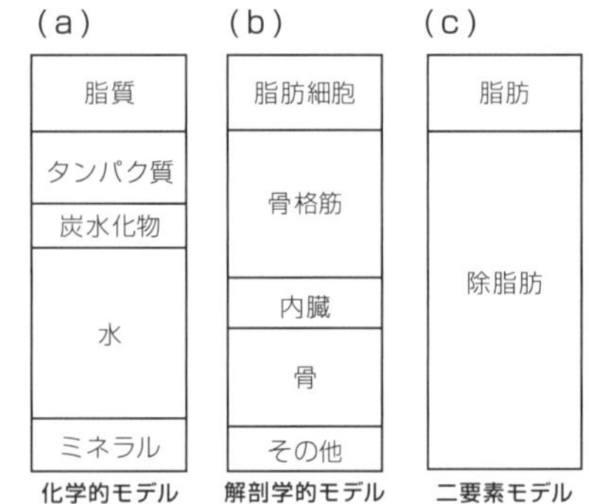

図４－１　身体組成モデル

2 体脂肪量の測定

（１）水中体重法

生きている人の体脂肪量を直接測定する方法はなく，一般には間接的にこれを推計する方法がとられる。脂肪と他の組織との密度の差を利用した水中体重法は，最も精度よく体脂肪量を推定できる方法である。

（２）二重エネルギーＸ線吸収法

二重エネルギーＸ線吸収法（dual-energy X-ray absorptiometry：DXA）は汎用性があり，臨床研究にとって有用な方法である。スキャン計測時間が短く放射線照射が少ない。DXAは，３つの主要な化学成分，脂質，除脂肪軟部組織，身体密度を測定している。全ての間接的方法と同様に，DXAは組織恒常性があると仮定して評価されているが，体脂肪率では高脂肪率の患者を過剰に評価し低脂肪率の患者は過小に評価する可能性がある[2)]。

（3）生体インピーダンス法

生体インピーダンス法（bioelectric impedance analysis：BIA）は，生体の水分と電解質の量の高い組織と低い組織に電流が加えられると，異なったインピーダンス（抵抗）が生じるという原理に基づいている。除脂肪量は体脂肪量と比べて体水分量と電解質の量が多く，その結果インピーダンスは小さい。一方，体脂肪量は体水分量と電解質の量が少ないので，インピーダンスは実質的に大きい。新しいBIAの１つに生体電気多周波インピーダンス計（bioelectric impedance spectroscopy：BIS）があり[3)]，単周波電流ではなく多周波電流を用いて，インピーダンスを検出する方法である。そのため身体組成とともに総体水分量を求めることができ，さらに細胞内外の水分量も推定することができる。評価値については，DXAを採用し体組成分析の基準としているものが多い。

3 身体計測値

（1）身　長

骨格の大きさは身長を決定する因子であって，活発に代謝している細胞の成分でありエネルギー必要量を推定する因子である除脂肪量と相関している。成人では必要な標準体重を求めるために身長を用い，身長から理想体重を算出し日々のエネルギー必要量を推定することができる。

（2）体　重

体重は体のエネルギー貯蔵量を表しており，個人の栄養状態の間接的な指標として使用される。体重の長期間にわたる変化は体脂肪貯蔵量に比例して変化したことを示している。必要以上の過剰なエネルギー摂取は正のエネルギーバランスとなり，それが続くと体重増加や過剰な脂肪蓄積に至る。

（3）ＢＭＩ（body mass index：体格指数）

BMIは特定の測定機器がなくても身長と体重から計算が可能であり，【体重（kg）／身長（m）^{2}】で算出され，身体組成である体脂肪率の代わりとして広く用いられている。欠点としては，平均より筋肉質なアスリートなどは，BMIのみの判断では肥満と誤認され，ダイエット経験の多い若い女性では正常BMI範囲であるが，脂肪量が多く筋肉が少ない，いわゆる隠れ肥満を見逃してしまう。日本肥満学会によるBMIの評価基準を表４－１に示す。身体組成の１つである体脂肪量は，現在多くの日常生活の部面に測定されている生体インピーダンス法においても，その学術レベルでの明確な基準値が定められるに至っていない。

BMIと体脂肪率の関連性のイメージを図４－２に示す。

表4－1 肥満度分類（日本肥満学会）

BMI（kg/m^2）	判 定	WHO基準
<18.5	低体重	Underweight
18.5≦BMI<25.0	普通体重	Normal range
25.0≦BMI<30.0	肥満（1度）	Pre-obese
30.0≦BMI<35.0	肥満（2度）	Obese class Ⅰ
35.0≦BMI<40.0	肥満（3度）	Obese class Ⅱ
40.0≦BMI	肥満（4度）	Obese class Ⅲ

注1）ただし，肥満（BMI≧25.0）は，医学的に減量を要する状態とは限らない。なお，標準体重（理想体重）は最も疾病の少ないBMI22.0を基準として，標準体重（kg）＝身長（m）^{2}×22で計算された値とする。
注2）BMI≧35.0を高度肥満と定義する。

高値	隠れ肥満		肥満
普通		標準	
低値	痩せ		過体重
体脂肪	痩せ	標準	肥満
BMI値	18.5未満	18.5以上25未満	25以上

注）面積が度数を表すのではなくあくまでもカテゴリーのイメージである。

図4－2 BMIと体脂肪率の関連性のイメージ

演習4－1

BMIと体脂肪率より自分の身体がどのカテゴリーに属するか当てはめ，現在の自分の食事や運動の必要性を除脂肪量の維持の観点から考えてみよう。

2 疲労測定

作業または労働による疲労は，生体内の生理学的・心理学的なメカニズムの複雑な変動によって起こるものと想定される。これを単純に，作業負荷によって生体の持つ，ある水準値（ポテンシャル値）に変動（歪み）が生じるものと仮定すると，この歪みが疲労に相当するものと考えられる。写真は各測定の機器例である。

1 疲労測定の方法

（1）フリッカー測定

中枢性神経の疲労を見る方法として，フリッカー値（critical fusion frequency of flicker）が用いられてきた。フリッカー値とは光の点滅頻度のことであり，この点滅頻度の弁別能力を見るのがフリッカー検査と呼ばれる。フリッカー値の低下は覚醒水準の減衰に起因する知覚機能の低下を反映し，脳内の知覚連合皮質における視覚情報処理能力の減少を意味すると考えられている。疲労によりフリッカー値は低下する。

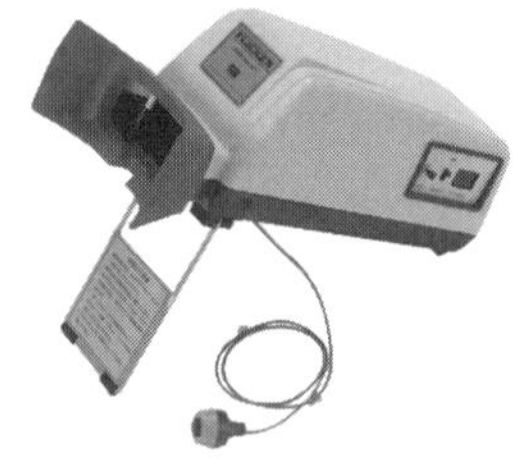

フリッカー値測定器Ⅱ型
（竹井機器工業（株））

(2) 聴覚による2音融合測定

2音が聴覚的に1音に聞こえる状態（融合状態）から徐々に時間の間隔を広げる。それらは2音に聞こえ始める。また逆に完全に2音の状態からそれらの時間の間隔を狭めていくと1音に近い状態になる。この両方の時間的間隔の平均値を2音融合値といい，無負荷時の変動を求め，負荷時と比較することにより，作業負荷に歪みが生じるが，この歪みが作業疲労と関係すると考えられている。疲労により2音融合値は上昇する[4)]。

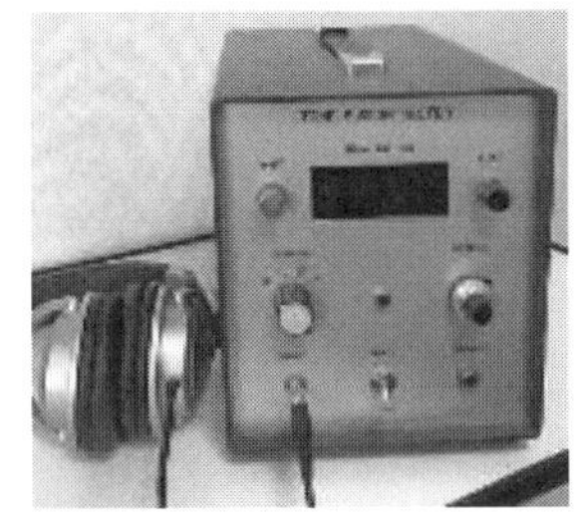

TONE FUSION TESTER
（アナログ方式）
（(株) 東京情報科学研究所）

(3) 心拍変動による測定

心拍変動（heart rate variability：HRV）は種々の精神的ストレスの指標となることが知られており，負荷が強くなるに従って心拍変動は減少する。精神的ストレスで交感神経緊張が亢進し，低周波（low frequency：LF）成分が著しく増大し，高周波（high frequency：HF）成分の減少が見られる。

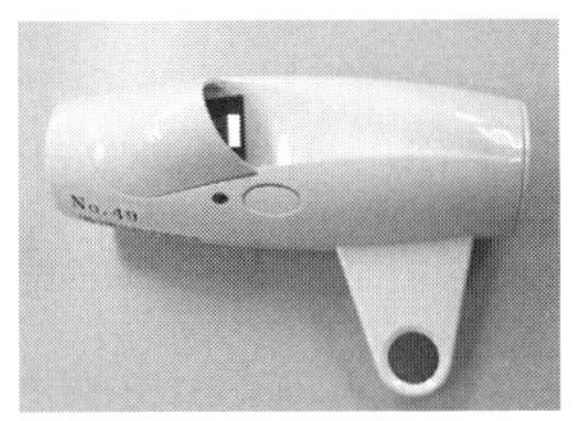

バイタルモニター VM-500
（(株) 疲労科学研究所）

(4) 自覚的な疲労評価

疲労の自覚を質問紙で評価するものである。自覚疲労度と各種測定による他覚的な疲労を組み合わせ評価する必要がある。実験例として作業負荷によりフリッカー値が低下，2音融合値が上昇したカテゴリーでは，質問紙の精神的な疲労度が増加した[5)]。

(5) 唾液アミラーゼ測定

唾液に含まれるαアミラーゼは，交感神経活動を反映することから，心身ストレス変化をとらえるバイオマーカーとして利用されている。生理的特徴としては朝低値を示し，午後に上昇し，就寝中は低値を示す。性差に関しては，絶対値は男性より女性の方が高いと報告されている。また不快なストレス状態では交感神経の活性化に伴う唾液アミラーゼの上昇が見られたが，快適なストレス状態（小川のせせらぎ）では交感神経の沈静化により逆に唾液アミラーゼ活性の低下が起こるとの報告もある。

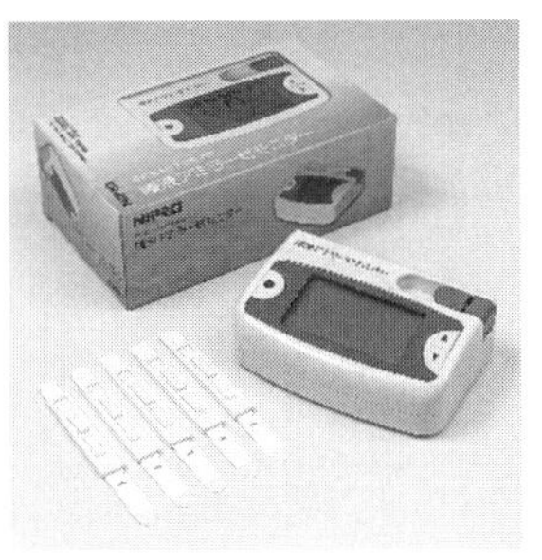

唾液アミラーゼモニター
（ニプロ (株)）

2 疲労蓄積度の診断

長時間にわたる過重な労働は，疲労の蓄積や睡眠障害をもたらすと考えられる。最近では筋疲労のみでなく，スマートフォンなどによる視覚疲労や精神的な疲労度の側面も考慮する必要がある。過大な負荷が絶え間なく続けば，疲労は回復せずに蓄積し過労にいたる。筋疲労においては適切なストレッチ，精神的な疲労には1／f ゆらぎに注目した音楽の聴取などが，疲労の軽減に関わるとされている[6)]。

演習４－２

厚生労働省ホームページ（https://www.mhlw.go.jp/topics/2004/06/tp0630-1.html）より，下記の労働者の疲労蓄積度自己診断チェックリストを行い，評価をしてみよう（評価基準と判定は，上記ホームページを参照する）。

表４－２ 労働者の疲労蓄積度自己診断チェックリスト（厚生労働省ホームページ）

① 最近１か月間の自覚症状について，各質問に対し最も当てはまる項目にチェックを付けてください。

１．イライラする	□ ほとんどない	□ 時々ある	□ よくある
２．不安だ	□ ほとんどない	□ 時々ある	□ よくある
３．落ち着かない	□ ほとんどない	□ 時々ある	□ よくある
４．ゆううつだ	□ ほとんどない	□ 時々ある	□ よくある
５．よく眠れない	□ ほとんどない	□ 時々ある	□ よくある
６．体の調子が悪い	□ ほとんどない	□ 時々ある	□ よくある
７．物事に集中できない	□ ほとんどない	□ 時々ある	□ よくある
８．することに間違いが多い	□ ほとんどない	□ 時々ある	□ よくある
９．仕事中，強い眠気に襲われる	□ ほとんどない	□ 時々ある	□ よくある
10．やる気が出ない	□ ほとんどない	□ 時々ある	□ よくある
11．へとへとだ（運動後を除く）	□ ほとんどない	□ 時々ある	□ よくある
12．朝，起きた時，ぐったりした疲れを感じる	□ ほとんどない	□ 時々ある	□ よくある
13．以前とくらべて，疲れやすい	□ ほとんどない	□ 時々ある	□ よくある

② 最近１か月間の勤務の状況について，各質問に対し最も当てはまる項目にチェックを付けてください。

１．１か月の時間外労働	□ ない又は適当	□ 多い	□ 非常に多い
２．不規則な勤務（予定の変更，突然の仕事）	□ 少ない	□ 多い	
３．出張に伴う負担（頻度・拘束時間・時差など）	□ ない又は小さい	□ 大きい	
４．深夜勤務に伴う負担（★１）	□ ない又は小さい	□ 大きい	□ 非常に大きい
５．休憩・仮眠の時間数及び施設	□ 適切である	□ 不適切である	
６．仕事についての精神的負担	□ 小さい	□ 大きい	□ 非常に大きい
７．仕事についての身体的負担（★２）	□ 小さい	□ 大きい	□ 非常に大きい

★１：深夜勤務の頻度や時間数などから総合的に判断して下さい。
深夜勤務は，深夜時間帯（午後10時－午前５時）の一部または全部を含む勤務を言います。
★２：肉体的作業や寒冷・暑熱作業などの身体的な面での負担

3 エネルギー代謝

人間が生存するには，絶えずエネルギーが必要となるが，エネルギー源は，食物として摂取される栄養素である。取り入れられた食物は消化吸収され身体の構成成分として同化（anabolism）が，その一方では体内で異化（catabolism）され，エネルギーを産生して生体としての機能を維持し，また身体の構成成分の分解によって生じた不要な分解産物を体外に排出している。

このような生体の現象を物質代謝（metabolism）というが，特に食物の持つ化学的エネルギーを機械的エネルギーや他のエネルギーに変換していく過程をエネルギー代謝（energy metabolism）という。このようにして発生したエネルギーは，生命維持，生活活動，体温保持などに利用される。

1 エネルギー代謝の測定

（1）直接エネルギー測定法

エネルギー産生量を測定するため，被験者を熱の出入りのない特別な装置の中に入れ，体熱の放散による室温の上昇を水などに吸収させ測定する方法である。最も正確な測定法ではあるが，特別な装置を必要とし測定コストもかかる欠点がある。

（2）間接エネルギー測定法

一定時間に酸素（O_2）摂取量と二酸化炭素（CO_2）産生量を呼気ガスより分析し，また尿中排泄窒素量の定量から，糖質，脂質及びタンパク質の燃焼量を計算し，発生したエネルギーを求める方法である。

1）呼　吸　商

ある一定時間内の二酸化炭素量産生量と，酸素摂取量の比CO_2／O_2を呼吸商（respiratory quotient：RQ）と呼び，体内で酸化された栄養素の種類によりその値は一定である。

RQ値を使用してエネルギー産生量を知るためには，まず酸化されたタンパク質の量から計算する。タンパク質の分解産物として窒素が尿中に排泄され，酸素１ｇにつき6.25ｇの割合でタンパク質が酸化されることになる。この場合，酸素5.923Ｌが消費され，4.754Ｌの二酸化炭素が産生する。したがって間接エネルギー測定法を用い，呼吸商はタンパク質を差し引いた糖質と脂質のみによる呼吸商である非タンパク呼吸商が使用される。非タンパク呼吸商が1.00となれば，糖質が完全燃焼し，0.707に近づけば主に脂質が燃焼されたことになる（表４－３）。また，酸素１Ｌが消費されるとき発生するエネルギー量は糖質5.047kcal，脂質4.686kcal，タンパク質4.485kcalである。簡便に酸素１Ｌ当たり4.825kcal≒５kcalのエネルギー産生としても実質上は問題ない。

表4－3 非タンパク呼吸商と発生熱量

非タンパク呼吸商	発生熱量比(%)		酸素1L当たりの発生熱量（kcal）	非タンパク呼吸商	発生熱量比(%)		酸素1L当たりの発生熱量（kcal）
	糖質	脂質			糖質	脂質	
0.707	0.00	100.00	4.686	0.86	54.10	45.90	4.875
0.71	1.10	98.90	4.690	0.87	57.50	42.50	4.887
0.72	4.76	95.20	4.702	0.88	60.80	39.20	4.899
0.73	8.40	91.60	4.714	0.89	64.20	35.80	4.911
0.74	12.00	88.00	4.727	0.90	67.50	32.50	4.924
0.75	15.60	84.40	4.739	0.91	70.80	29.20	4.936
0.76	19.20	80.80	4.751	0.92	74.10	25.90	4.948
0.77	22.80	77.20	4.764	0.93	77.40	22.60	4.961
0.78	26.30	73.70	4.776	0.94	80.70	19.30	4.973
0.79	29.90	70.10	4.788	0.95	84.00	16.00	4.985
0.80	33.40	66.60	4.801	0.96	87.20	12.8	4.998
0.81	36.90	63.10	4.813	0.97	90.40	9.58	5.010
0.82	40.30	59.70	4.825	0.98	93.60	6.37	5.022
0.83	43.80	56.20	4.838	0.99	96.8	3.18	5.035
0.84	47.20	52.80	4.850	1.00	100.00	0.00	5.047
0.85	50.70	49.30	4.862				

糖質（ぶどう糖）
$C_6H_{12}O_6+6O_2 \rightarrow 6CO_2+6H_2O$
RQ＝$6CO_2/6O_2$＝1.0…糖質 100%燃焼

タンパク質
尿素窒素 1g×100%／16%＝6.25 g
RQ＝4.754LCO_2／5.923LO_2＝0.80

脂質（トリパルミチン酸）
$2C_{51}H_{98}O_6+145O_2 \rightarrow 102CO_2+98H_2O$
RQ＝$102CO_2/145O_2$＝0.703
…脂質 100%燃焼
※脂質の平均組成から0.707が使用されている。

演習4－3[7)]

ガス分析及び尿中窒素の測定により，O_2消費量15.0L／時，CO_2産生量12.8L／時，尿中窒素量0.6g／時であった。この時の非タンパク呼吸商を求めよう。

2 エネルギー代謝の分類

エネルギー代謝（energy metabolism）は，基礎代謝（basal metabolism），安静時代謝（resting metabolism），睡眠代謝（somnolent metabolism），活動代謝（activity metabolism）に分けられる。

（1）基礎代謝

生命活動に必要な最小限度のエネルギー代謝量を基礎代謝量（basal metabolic rate）という。それは，生命維持に必要な呼吸・循環器系や神経系，ならびに肝臓や腎臓などの臓器が活動している覚醒時の最小エネルギー代謝状態と考えられる。基礎代謝に影響する要因として①年齢，②性，③体型，④体温，⑤女性の性周期，⑥ホルモンが知られている。基礎代謝量は，早朝，空腹，安静臥床，覚醒，快適空調環境条件下で測定する。

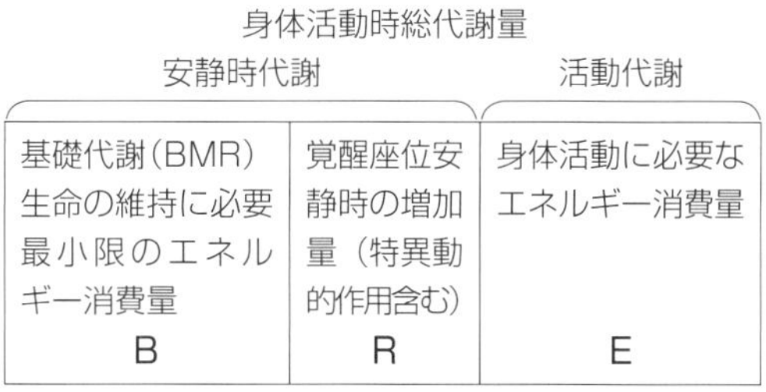

身体活動時総代謝量		
安静時代謝		活動代謝
基礎代謝(BMR)生命の維持に必要最小限のエネルギー消費量	覚醒座位安静時の増加量（特異動的作用含む）	身体活動に必要なエネルギー消費量
B	R	E

図4－3　安静時代謝と身体活動時総代謝量
（橋本勲ほか：栄養と運動生理学（第２版），同文書院，p.65, 2006）

（2）安静時代謝

安静時代謝量は，覚醒座位状態でのエネルギー代謝量で，基礎代謝量の約20%増しである（図４－３）。

（3）睡眠代謝

睡眠時には骨格筋は弛緩状態になり，神経の興奮は低調となる。呼吸器系や循環器系の活動も覚醒時と比べると低下する。睡眠の深さ，睡眠前の活動状態や食事の量などによっても異なるが，睡眠代謝量は基礎代謝量のおよそ90%である。

（4）活動代謝

作業・労働や身体活動・運動などの活動に伴って亢進したエネルギー代謝を活動代謝という。

１）エネルギー代謝率（relative metabolic rate：RMR）

身体活動により増加した代謝量を基礎代謝量で除したものである。

RMR＝(身体活動時総代謝量―安静時代謝量)／基礎代謝量

２）METs（metabolic equivalents）

身体活動時総代謝量（安静時代謝量を含む）を安静時代謝量で除したものである。身体活動・運動時のMETsがわかれば簡単にエネルギー消費量を計算できる。

１METs＝3.5mLO_2／体重（kg）／分
１METs≒１kcal／体重（kg）／時

歩行：分速１mにつき必要とするエネルギー消費量
＝（0.1mL/kg ／分)／分速１m(m ／分)＋3.5mL/kg ／分

ジョギング（分速134m以上)：分速１mにつき必要なエネルギー消費量
＝(0.2mL/kg／分)／分速１m(m／分)＋3.5mL/kg／分

演習４－４[8)]

① METsにより，体重60kgの人が30分間のテニスを行った時のエネルギー消費量を求めよう（テニスのMETsは6.5とする)。

② 体重60kgの人が分速140ｍで30分間のジョギングをしたときのエネルギー消費量を求めよう。

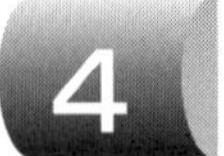

4 最大酸素摂取量（maximal oxygen uptake：$\dot{V}O_2max$）

最大酸素摂取量は，単位時間（通常は1分間）当たりに身体に取り込むことのできる酸素量の最大値であり$\dot{V}O_2max$（ブイドットオーツーマックス）と表される。最大酸素摂取量は有酸素性の代謝系で産生されるエネルギー量の最大値を示し，最大有酸素性パワー（maximal aerobic power）とも呼ばれる。最大酸素摂取量は呼吸系，循環系及び代謝系の能力を統合した指標であり，有酸素性作業能力あるいは全身持久力の最もよい指標とされている。運動実施時では，酸素と栄養素を必要な組織に供給する呼吸循環機能により決定され，運動を続ける能力として知られている。健康関連体力の中で最も古くから検討されており，我が国では死因の上位を占める心疾患や脳血管疾患などの循環器系疾患，その背景にある肥満症や高血圧症，脂質異常症，糖尿病と最大酸素摂取量との関わりが明らかにされている。どの年齢層においても一定のトレーニングを行うことで最大酸素摂取量の増大が認められ，これらの疾患の改善に役立つことが知られている。また，最大酸素摂取量を高めることは，健康寿命を延ばすことも期待できる（図4－4）。

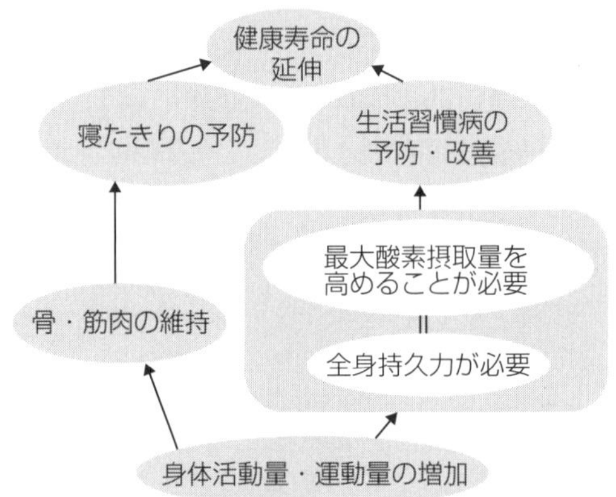

図4－4 最大酸素摂取量における身体活動量の増加が健康寿命に与える影響

1 最大酸素摂取量の測定

最大能力を直接測定・評価するために，対象者を疲労困憊に至るまで運動させる最大運動負荷テストと，一定負荷に対する応答から作業能力を測定・評価する最大下運動負荷テストに分けられる。最大下運動負荷テストよりも最大運動負荷テストの方が信頼性と妥当性の高い測定値が得られるが，運動負荷が増加するのでテストに伴う危険性も高くなる。運動負荷装置は，自転車エルゴメータやトレッドミルなどが代表的である。

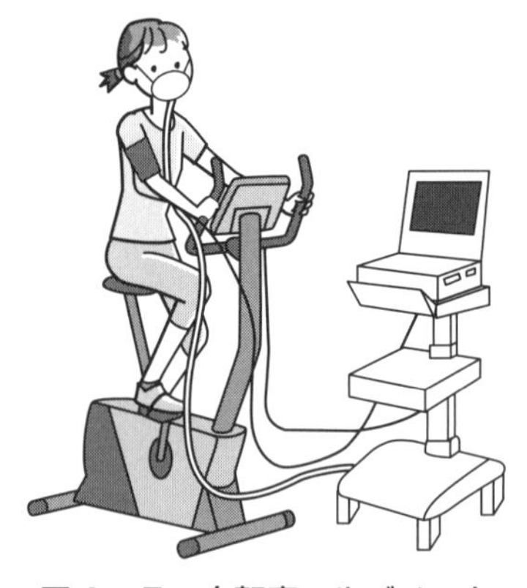

図4－5 自転車エルゴメータ

（1）自転車エルゴメータ（bicycle ergometer）

自転車エルゴメータは，人の作業能力を測定するために開発された固定式の自転車である（図4－5）。車輪に相当する動輪が1つ用意され後輪はない。自転車エルゴメータの特徴は，移動を伴わずにその場で負荷運動を実施できるため，運動に伴う生理学的変化の測定を容易に行うことができる。また，装置も固定されているため転倒の心配がなく，上体を使わずに運動できるので，採血や血圧の測定が比較的容易にできるが，その分全身運動としては筋の動員量が少なくなるという欠点を有している。

（2）トレッドミル（treadmill）

トレッドミルは，回転するベルトの上を歩行あるいはランニングさせることによって運動負荷を与え，人の作業能力や運動に対する生体応答を測定する装置である（図４－６）。運動負荷の調節は，装置の速度や傾斜を変えることによって行う。その場で移動を伴わずに運動を行うことができるため，様々な生理学的測定を容易に行うことができる。トレッドミルによる運動は上体の動きを伴うため，採血や血圧の測定には向かないが，多くの筋が動員されるので，エルゴメータよりも高い呼吸循環応答を引き出すことができる。ただし，動くベルトの上で歩行やランニングを行うことになるため，被験者に安全ベルトを装着させるなどして，転倒や疲労困憊時の危険を回避するための安全策を講じる必要がある。

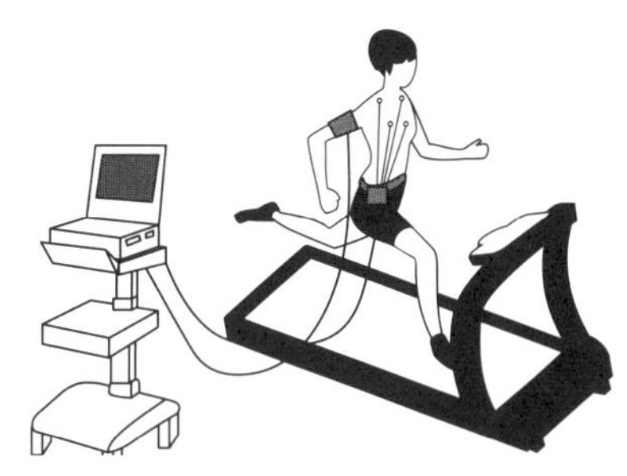

図４－６　トレッドミル

2 最大下運動負荷テスト（submaximal exercise test）

（1）酸素摂取量の部分的な実測

最大下運動負荷テストは，医療現場など幅広い部面で運動負荷試験に用いられている。予測された最大心拍数から，あらかじめ目標心拍数を定める。または負荷プロトコルのステージの達成により測定を終了する。運動負荷時にブレス・バイ・ブレス法などにより酸素摂取量を呼気ガス分析装置を用いて測定する。その測定では心臓の血流状態を把握するため心電図のモニターをすることが一般的である。酸素摂取量と心拍数の正相関関係から回帰式を算出し，運動負荷終了時の心拍数から予測最大心拍数にシフトしたところの酸素摂取量を読み取り最大酸素摂取量とする（図４－７）。

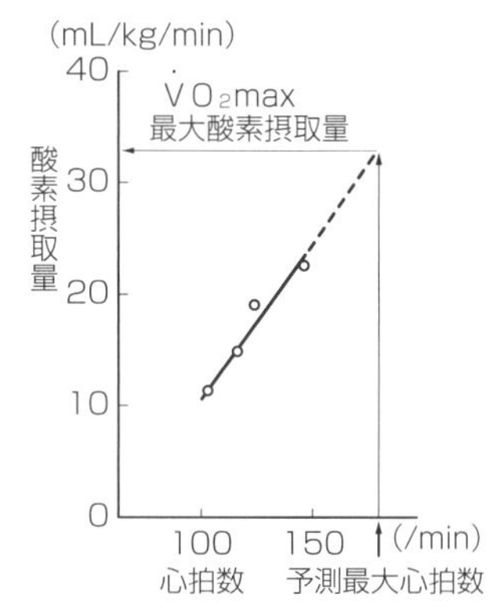

図４－７　心拍数と酸素摂取量の関係

（2）酸素摂取量の推計

酸素摂取量は測定せずに，負荷装置の負荷量と心拍数の構築されたデータより，目標心拍数に到達したところから最大酸素摂取量を推計する方法である。一般に自転車エルゴメータによる体力テストモードに用いられているが，酸素摂取量を直接測定しない代わりに心拍数（イヤセンサーによる脈拍数）を測定する。利点としては酸素摂取量の測定装置を要さないこと，被験者へのガスマスクの着用もなく簡便に測定できることである。欠点としては，酸素摂取量と心拍数の関係式や負荷のプロトコルの違いにより自転車エルゴメータによる体力測定において各メーカ間での結果に差異が生じ，測定値を簡単に比較することができないことである。

3 最大運動負荷テスト（maximal exercise test）

（1）酸素摂取量の実測

自転車エルゴメータ，トレッドミルを用い被験者の限界である最大負荷まで追い込み，酸素摂取量を実測する方法である。また換気量，二酸化炭素産生量も同時に測定し無酸素性作業閾値（anaerobic threshold：AT）を測定することも可能である。精度は最も高いが，被験者へ心肺機能など呼吸循環器にかかる負担が最も大きく危険性を伴う。一般的にはスポーツ選手のパフォーマンス向上目的で測定することが多く，最大負荷で酸素摂取量を実測した場合，スポーツ種目による酸素摂取量などの特性が明らかになる。

（2）酸素摂取量の推計

酸素摂取量の実測をせず，最大運動負荷を行い心拍数や走行距離により酸素摂取量を推計する方法であり，フィールドでのシャトルランが該当する。

4 最大酸素摂取量の測定の生理的意義

$\dot{V}O_2max$の評価は体重1 kg当たりで評価されることが多い。$\dot{V}O_2max$に反映される心血管系及び呼吸器系の機能的予備能力を示し，加齢，身体活動量・運動不足，呼吸器・循環器疾病により低下する。また，身体組成との関連について，$\dot{V}O_2max$は除脂肪量と正相関，体脂肪量と負相関がみられる。

演習4－5

最大酸素摂取量（mL/kg/分）を測定し，その測定データと，除脂肪量や血圧などの生理的な測定項目との関連性を検討してみよう。

5 アルコールの生体・社会的影響

「アルコール健康障害」は，アルコール依存症その他の多量の飲酒，20歳未満者の飲酒，妊婦の飲酒などの不適切な飲酒による心身の健康障害を指し，アルコールの多飲が様々ながん疾患や自殺のリスクを高める。また，若者の一気飲みが原因で起こる急性アルコール中毒による死亡者が出るなど重大な健康問題である[9]。

アルコールの代謝において，酒類に含まれるエタノールは胃や小腸から体内に吸収される。エタノールは，アルコール脱水素酵素（alcohol dehydrogenase：ADH）やアルデヒド脱水素酵素（aldehyde dehydrogenase：ALDH）等，様々な代謝関連酵素の協調により分解される。分解は主に肝臓で２段階の酸化反応として調節される。

まず，アルコールは主にADHで，有毒なアセトアルデヒドに酸化される。一部はミクロソームエタノール酸化系やカタラーゼによって酸化される。次に，このアセトアルデヒドは主に２型アルデヒド脱水素酵素（ALDH２）によって酸化され酢酸となる。１型アルデヒド脱水素酵素（ALDH１）も補助的に酸化に関与している。酸化により生じた酢酸は血液に乗って肝臓から筋肉や心臓に移動してさらに分解され，最終的には二酸化炭素と水として体外に排出される[10]。

日本人の半数近くがエタノールの中間代謝産物であるアセトアルデヒドを分解するALDH２の活性が不十分で，急性アルコール中毒となる危険性が高い。一方，ALDH２の活性が十分にある個人は，いわゆる「酒に強い」ことから慢性アルコール中毒となる危険性も否定できない。アルコールによる健康被害を防ぐためには，自らのALDH２の活性を認識した上で，飲酒と付き合うことが重要である（図４－８）。

日本人は，ALDH２の活性型遺伝子（N）と不活性型遺伝子（D）の割合が約３：１で，活性型（NN）が約56％，低活性型（ND）が約38％，不活性型（DD）が約６％とされている。両親の遺伝子型から生まれる子の遺伝子型の可能性は，例えば，子が片親から活性型遺伝子（N）を，もう片親から不活性型遺伝子（D）を受け継ぐのであれば，子は低活性型（ND）となる。

ALDH２などのアルコールの分解酵素は，遺伝的に決定されているので，各自のアルコール関連の分解酵素の有無を知ることは重要である。ゆえに初期飲酒の経験に対する適正な教育と知識の取得が必須である[11]。そのためにアルコール問診テストやアルコールパッチテストを実施する。

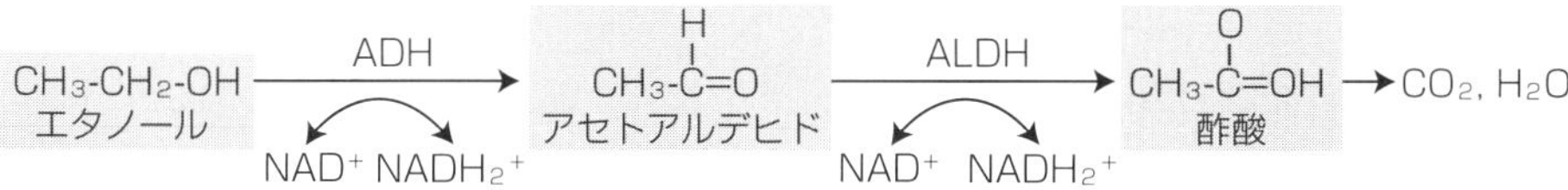

NAD：ニコチンアミドアデニンジヌクレオチド
NADH：還元型NAD

図４－８　肝臓のアルコール代謝経路

1 東大式ALDH２表現型スクリーニングテスト（TAST）

東大式ALDH２表現型スクリーニングテスト（TAST）は，問診のみで判定できる簡便法である。TASTを表４－４に示したように症状に対する３つの回答に点数があるので全部を合計してマイナスなら弱い体質（ND型，DD型）と判定できる。

表４－４ 東大式ALDH２表現型スクリーニングテスト（TAST）

症　状	いつも出る	時々出る	出ない	得点
顔が赤くなる	−10.04	5.22	8.95	
顔以外の部分が赤くなる	−0.43	−2.98	−1.20	
かゆくなる	3.37	−3.89	0.38	
めまいがする	−0.58	−1.27	0.25	
眠くなる	0.31	0.36	−1.03	
不安になる	0.00	−4.11	0.10	
頭が痛くなる	−0.79	0.07	0.01	
頭の中が打つように感じる	0.83	0.62	−0.24	
汗をかく	−3.25	1.43	−0.44	
心臓がドキドキする	−1.88	0.04	0.26	
吐き気がする	−10.07	0.19	0.03	
寒気がする	8.15	−2.42	0.14	
息が苦しくなる	−4.34	2.69	−0.19	
合計				

2 アルコールパッチテスト

① パッチテスト用パッチにエタノールを浸す（図４－９）。
② 前腕内側に貼り（図４－９），７分間放置（乾燥を防ぐためアルコールを追加）。
③ ７分後にパッチを取り除き，直後の判定をする。
④ 10～15分後に皮膚の発赤有無を判定する（図４－10）。

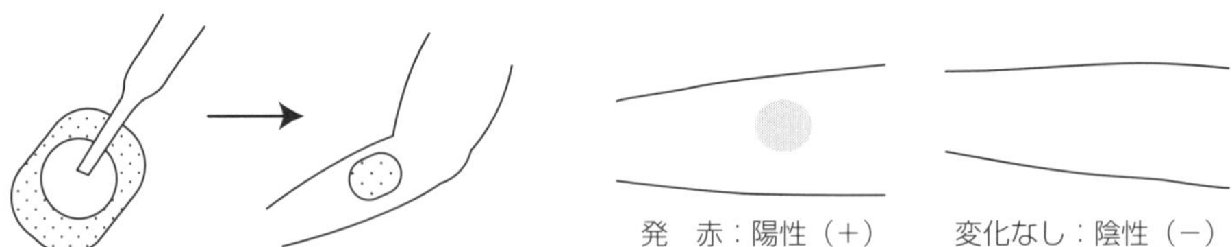

図４－９ テスト用パッチ　　図４－10 発赤有無の判定

演習４－６

東大式ALDH２表現型スクリーニングテスト（TAST）とアルコールパッチテストの結果を比較し，各自のアルコールに対する体質と飲酒時の注意点を記してみよう。

6 口腔機能

人々にとって日々の生活の楽しみである食事は，単に栄養摂取だけが目的ではない。口腔機能の向上は，食を通じた心身の健康維持だけでなく，特に高齢者の場合，生活の質（QOL）を支えていくことを意味する。また，高齢者に対する口腔ケアが誤嚥性肺炎の発生を減少させることが知られており，口腔衛生状態を良好に保つとともに，口腔機能の低下が疑われる高齢者に対して口腔機能向上を推進する必要がある。

加齢によって生じるオーラルフレイルは，口腔機能の軽微な低下や食の偏りなどを指し，健康と機能障害との中間にあり，可逆的であることから，早急に適切な対応が必要とされる。したがって，日頃より口腔機能に関心を持つことの重要性を啓発していくとともに，「口腔機能低下症」を診断するための様々な症状（口腔衛生状態不良，口腔乾燥，咬合力低下，舌口唇運動機能低下，低舌圧，咀嚼機能低下，嚥下機能低下）を評価する口腔機能検査について理解することが重要となる（図４－11）。

本書では，様々な口腔機能検査のうち，比較的簡便で学生実習として有用な測定法や測定機器について述べる。

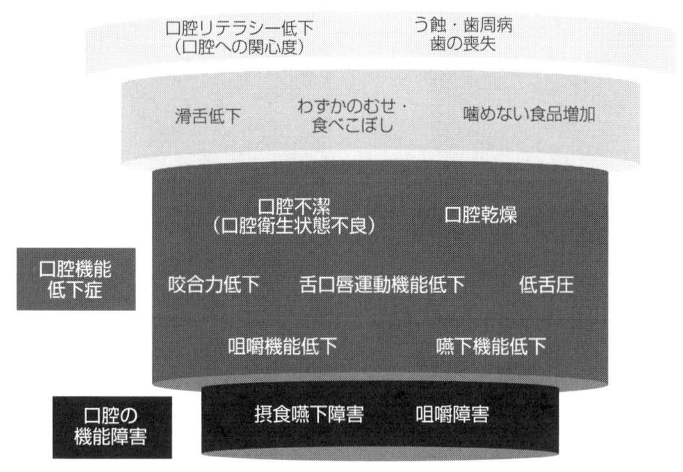

図４－11 「口腔機能低下症」概念図

（日本老年歯科医学会webサイト〔https://www.gerodontology.jp/committee/001190.shtml〕）

1 口腔乾燥

口腔乾燥症（ドライマウス）は，う蝕，歯周炎を悪化させ，また摂食・嚥下障害による誤嚥性肺炎，舌痛症，味覚異常，カンジダ症を誘発するなど，口腔内環境に悪影響を及ぼすだけでなく，口腔内の免疫力低下による感染症の罹患など全身状態悪化の引き金にもなる。

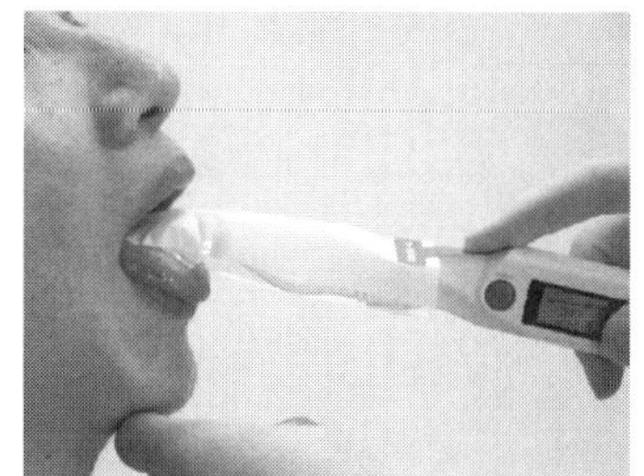

口腔水分計「ムーカス」
（(株)ライフ）

口腔低下症の診断における口腔乾燥の検査は，口腔粘膜湿潤度または唾液量で評価する。口腔水分計「ムーカス」（前頁写真）は，舌尖から約10mmの舌背中央部における口腔粘膜湿潤度を計測することで，簡便に口腔粘膜の湿潤・乾燥状態の評価が可能である。口腔機能低下症の診断のための基準値（日本歯科医学会，2020年３月）によると，測定値27.0未満を口腔乾燥とする。

2 咬　合　力

様々な口腔機能のうち，咬合力とは食物を噛み砕くための瞬間的な力を指す。

咬合力測定システム用フィルム「デンタルプレスケールⅡ」，及び咬合力分析ソフト「バイトフォースアナライザ」（写真）は，咬合力を可視化し，客観的に把握することができる咬合力分析ツールで，歯列全体が納まるようにフィルムを口腔内に挿入して約３秒間咬み締め，専用のスキャナにセットし，分析ソフトで咬合力を測定する。

口腔機能低下症の診断のための基準値によると，500N未満（圧力フィルタ機能自動クリーニング後では350N未満）を咬合力低下と評価する。

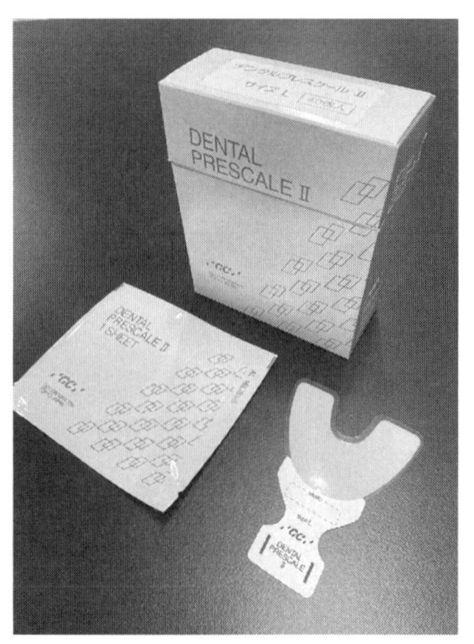

咬合力測定システム用フィルム
「デンタルプレスケールⅡ」
（(株)ジーシー）

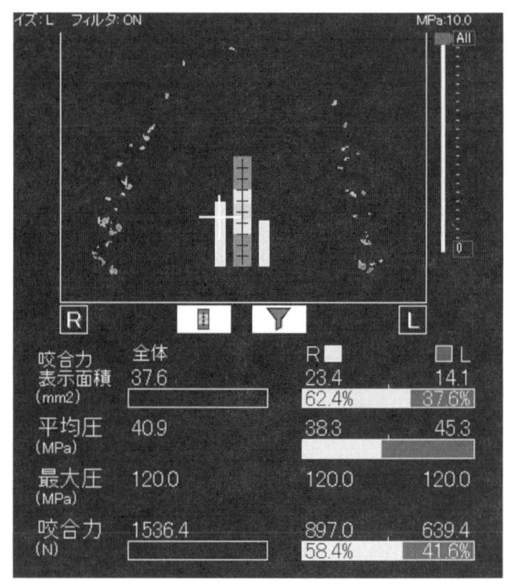

咬合力分析ソフト
「バイトフォースアナライザ」
（(株)ジーシー）

3 舌口唇運動機能

口唇，舌，軟口蓋の動きを評価し，口腔機能をチェックする測定法には，オーラルディアドコキネシス（音節の交互反復運動）を用いる。

オーラルディアドコキネシスは，「pa」「ta」「ka」それぞれの音節を５秒間または10秒間すばやく発音し，測定時間内の発音回数と１秒あたりの回数を測定する。

測定には，口腔機能測定装置「健口くん」（写真）を使用することで，比較的容易に正確な測定値を得ることができる。

口腔機能低下症の診断のための基準値によると,「pa」「ta」「ka」のいずれかの1秒あたりの回数が,6.0回未満を舌口唇運動機能低下としている。なお,「pa」は口唇の筋力,「ta」は舌先の筋力,「ka」は奥舌の筋力を評価しており,それぞれの発音に応じた部位ごとの評価が可能である。

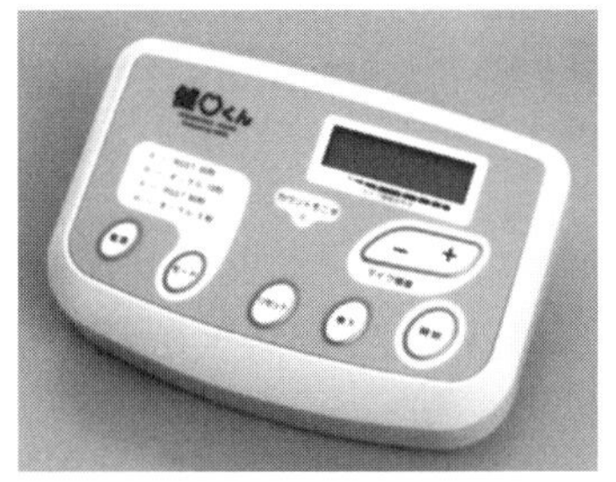

口腔機能測定装置
「健口くん(T.K.K.3350)」
(竹井機器工業(株))

4 舌　　圧

舌の運動機能を示す舌圧は,摂食嚥下機能などに関連する口腔機能検査の指標となる。舌圧測定器(TPM-02)(写真)は,舌の連動機能を最大舌圧として測定するもので,得られた測定値は摂食・嚥下機能や構音機能に関する口腔機能検査のスクリーニングの指標となる。

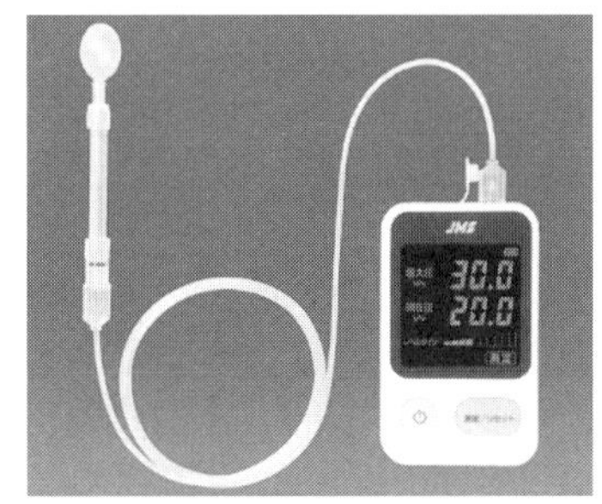

舌圧測定器(TPM-02)
((株)ジェイ・エム・エス)

舌圧測定器につなげた舌圧プローブを舌と口蓋との間で随意的に最大の力で数秒間押し潰し,最大舌圧を計測する。

口腔機能低下症の診断のための基準値によると,最大舌圧が30kPa未満で低舌圧とされ,また健常成人や要介護高齢者の最大舌圧のデータから,年齢区分ごとの目安が示されている(表4－5)。

表4－5　年齢区分別・最大舌圧の目安

年齢区分	最大舌圧(kPa)
成人男性(20～59歳)	35以上
成人女性(20～59歳)	30以上
60歳代(60～69歳)	30以上
70歳以上高齢者	20以上

5 咀嚼能力

食物を噛み砕き,唾液を混ぜて嚥下に適した食塊を形成する咀嚼力を維持することは,食欲と食品多様性の維持,栄養素の消化吸収につながることが示唆されている。

咀嚼力は,「グルコセンサー GS－Ⅱ」(写真)で測定が可能で,グルコース含有グミ(グルコラム)2gを20秒間咀嚼し,10mLの水で含嗽させ,グミと水をろ過用メッシュに吐き出させ,メッシュを通過した溶液中のグルコース溶出量を専用のセンサーチップを用いて測定する。

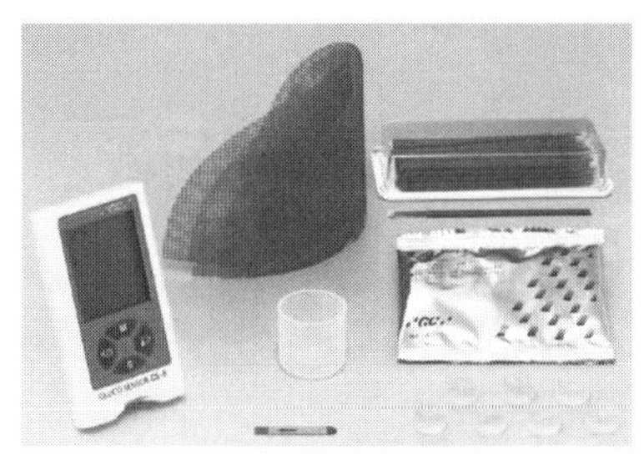

咀嚼能力検査装置
「グルコセンサーGS－Ⅱ」
((株)ジーシー)

口腔機能低下症の診断のための基準値によると,グルコース濃度が100mg/dL未満を咀嚼機能低下とする。

6 その他の口腔検査

以下，口腔機能低下症の診断には該当しないが（2021（令和３）年９月時点），口腔機能・口腔衛生の評価に有用である様々な測定法ついて述べる。

（1）唾液分泌量・唾液緩衝能

唾液は消化液の１つであるが，粘膜の保護，嚥下機能，う蝕予防などに重要な役割がある。唾液緩衝能とは，口腔内のpHに変化が起きたとき正常な範囲に口腔内を保つため，その変化に抵抗する働きのことである。ここでは，株式会社オーラルケア発売の「デントバフ ストリップ」（写真）を用いた測定法について述べる。

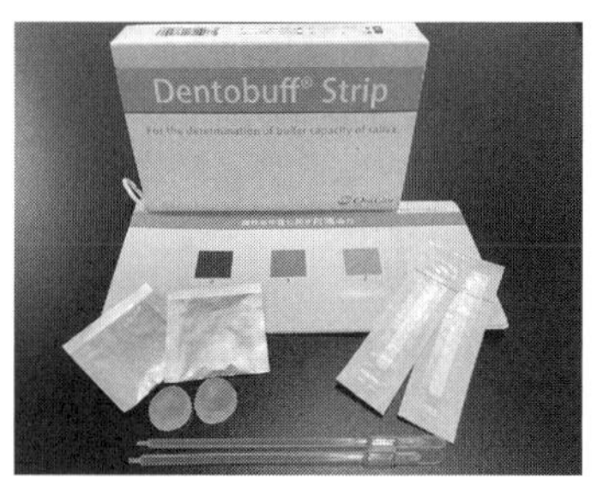

唾液量・唾液緩衝能測定
「デントバフ ストリップ」
((株)オーラルケア)

付属のパラフィンワックスを５分間咀嚼し，口腔内に溜まる唾液をその都度メートルグラス内に吐き出す。５分後，口腔内に残った唾液をすべて吐き出し，１分間あたりの唾液分泌量よりリスク分類を判定する。

唾液緩衝能の測定は，唾液を少量スポイトに取り，テストパッドの測定部に１滴垂らし，５分経過後に測定部を真上から観察し，カラーチャートの色と比較する。

表4－6 唾液量の判定

唾液分泌量	0.5mL/分未満	0.5～0.8mL/分	0.9～1.1mL/分	1.2mL/分以上
リスク分類	大変少ない	少ない	やや少ない	正常な唾液分泌速度

表4－7 唾液緩衝能の判定

クラス	0	1	2
唾液の最終pH	≧6.0	4.5～5.5	≦4.0
唾液緩衝能	正常	注意	要注意
測定部の色	青	緑	黄

（2）口腔内細菌

口腔内細菌は，う蝕や歯周疾患の発症と進行に影響を及ぼしており，口腔内の細菌を適切に制御することは，口腔内疾患をはじめ様々な全身疾患の予防に有効であるとされている。

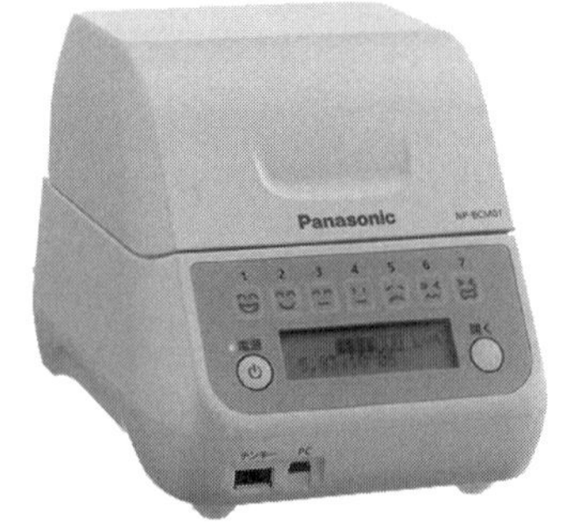

微生物定量分析装置
「口腔内細菌カウンタ」
パナソニック（株）

微生物定量分析装置「口腔内細菌カウンタ」（写真）は，診療を目的として口腔から採取した試料中の微生物を電気インピーダンスにより定量する半自動の装置である。専用の滅菌綿棒で検体を採取し，装置にセット後，約１分で口腔内の細菌数が測定でき，短時間で培養法と同等の測定結果が得られる。

(3) 嚥下機能

口腔機能低下症の診断における嚥下機能低下の検査は，嚥下スクリーニング検査（EAT-10）または自記式質問票（聖隷式嚥下質問紙）のいずれかの方法で評価するが，嚥下障害患者や嚥下機能の低下が認められた場合，嚥下スクリーニングテストの結果に応じて精密検査を行う必要がある。

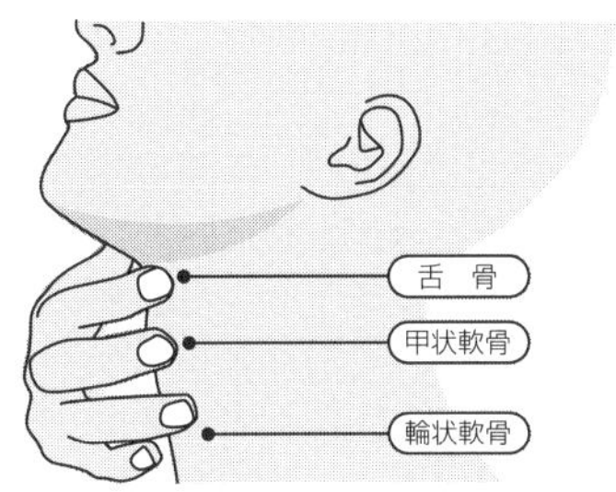

中指で甲状軟骨（のどぼとけ）を，人差し指で舌骨を触知する。飲み込んだ際に甲状軟骨が中指をしっかり超えたら１回と数える。動いただけでは数えない。

図４－12　反復唾液嚥下テスト

反復唾液嚥下テスト（repetitive saliva swallowing test：RSST）（図４－12）は，誤嚥のスクリーニングとして最も簡便な方法である。検者は被検者の喉頭隆起・舌骨に指腹を当て，30秒間嚥下運動を繰り返し，30秒間に起こる嚥下回数と嚥下に要する積算時間を測定する。

高齢者では，30秒間に３回できれば正常とし，３回／30秒未満であれば陽性（嚥下開始困難または誤嚥がある可能性が高い）と判断する。

(4) 味　　覚

味覚の検査は，全口腔法やろ紙ディスク法が用いられる。ここでは，ろ紙ディスク法として三和化学研究所から提供されている味覚検査用試薬「テーストディスク」による方法について述べる。

表４－８　検査溶液

	1	2	3	4	5
甘味（S）精製砂糖溶液	0.3%	2.5%	10%	20%	80%
塩味（N）塩化ナトリウム溶液	0.3%	1.25%	5%	10%	20%
酸味（T）酒石酸溶液	0.02%	0.2%	2%	4%	8%
苦味（Q）塩酸キニーネ	0.001%	0.02%	0.1%	0.5%	4%

これらの検査溶液を濃度の薄い方から順に，ろ紙にしめらせて，図４－13の舌４か所と口蓋２か所に置いて判定をしていく。味が判明した濃度を記録し，次の場所に移る。１つの味が終了したら次の味へ移るが，味はランダムに検査する（苦みは最後の方がよい）。判定時は口を閉じると，判定しやすくなるので，被験者はしゃべらなくてもよいように，味質が記載してある紙で，検査者に味を示すことで検査を進める。味を変える時は軽くうがいをさせる。

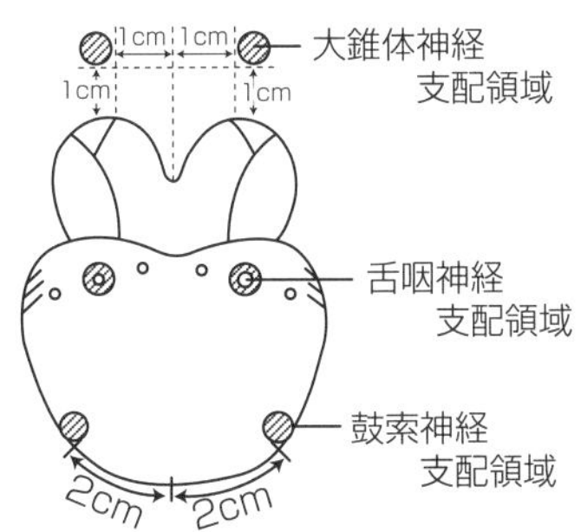

図４－13　味覚測定箇所

●引用文献●

1）勝田茂編著，和田正信，松永智：入門運動生理学（第３版），杏林書院，pp.75－78，2007

2）Sopher A, Shen W, Pietrobelli A. Pediatric body composition methods. In: Heymsfield SB, Lohman TG, Wang ZM et al, eds.Human Body Composition. 2nd ed. Champaign, IL: Human Kinetics，pp.129－39，2005

3）ギャレット・カーケンダルほか：スポーツ運動科学，西村書店，pp.273，2010

4）近藤暹：疲労を測る，杏林書院，pp. 15－16，2007

5）青地克頼，藤岡幸枝ほか：視覚・聴覚方式による疲労測定に関する実験的研究，聖徳大学研究紀要，29，pp.23－28，2018

6）松本和興，坂本真理，伊藤輝子，青地克頼ほか：１／ｆゆらぎの持つ弦楽器音楽の長期聴取による生体リズムの賦活化と軽度睡眠障害自覚症状の改善に関する基礎的研究，日本音楽療法学会誌，９，（２），pp.122－135，2009

7）三田禮造ほか：栄養学各論，建帛社，pp.149－151，2000

8）橋本勲，上原万里子，山田哲雄，青地克頼ほか：運動・栄養生理学，同文書院，pp.66－70，2006

9）大見広規，大橋美穂，村中弘美，平野治子ほか：大学１年生のアセトアルデヒド脱水素酵素２表現型と飲酒についての意識調査，名寄市立大学紀要，8，pp.25－31，2014

10）秋山和弘：自分の口腔内上皮細胞からの遺伝子分析－アルコールパッチテストとの組み合わせての理解，遺伝：生物の科学，75（１），pp.60－66，2021

11）矢野めぐむ，戸矢崎満美，瀧井幸男：女子学生におけるアルデヒド脱水素酵素遺伝子分布と体質判定法の検討，日本食品化学学会誌，12（３），pp.145－151，2005

●参考文献●

・日本歯科医学会：口腔機能低下症に関する基本的な考え方，2020

・三重県歯科医師会：口腔機能向上マニュアル，2018

・津賀一弘：簡易型舌圧測定装置を用いる最大舌圧の測定，「顎口腔機能の評価」，日本顎口腔学会，41－44，2010

・大口景子ほか：歯垢内細菌数測定器の臨床的有用性―口腔の清潔程度の評価―，日本歯科保存学雑誌，56（６），588－599,2013

■演習の解答■

演習4－1

例：BMIと体脂肪率を合わせることにより，９つのカテゴリーが存在する。これにより，例えばBMIはやせであり体脂肪率が標準・BMIが標準であっても体脂肪率が高値では隠れ肥満となる。隠れ肥満は筋肉などの活性組織量が少ないことになる。そのためには，筋肉を増加させながら，体脂肪率を減少させる必要がある。このような状態では栄養と運動はどちらも欠かすことはできない。

演習4－3

非タンパク呼吸商（N.P.RQ）＝12.8L／時－（4.754L×0.6ｇ／時）／15.0Ｌ／時－（5.923Ｌ×0.6ｇ／時）
＝0.869
＝0.87

演習4－4

①ａ）1 MET≒1 kcal/kg／時であるので，体重当たりの安静時のエネルギー消費量を決定する。
体重60kg×1 kcal/kg／時×1時／60分＝1 kcal／分
ｂ）運動強度を示すMETs値に安静時エネルギー消費量を乗じる。
1 kcal／分×6.5＝6.5kcal／分
ｃ）次に，運動時間を乗じる。30分間のテニスによるエネルギー消費量を示すと次のようになる。
6.5kcal／分×30分＝195kcal

②ａ）（0.2mL/kg／分）／分速１ｍ（ｍ／分）×140m／分＋3.5mL/kg／分
＝31.5mL/kg／分
ｂ）31.5mL/kg／分×（1 MET/3.5mL/kg／分）＝9 METs
ｃ）9METs×1 kcal/kg／60分×60kg×30分＝270kcal

演習4－5

例：データより女子大生（ｎ＝180）において，$\dot{V}O_2$max推定値（M.E. 26.2±S.D.5.9 mL/kg／分）と除脂肪量（M.E. 37.5±S.D.4.1kg）・血圧（M.E108.9±8.8mmHg）の関連を検討したところ，ｒ＝0.282（p<0.01),r＝－0.215（ｐ<0.01）であった。

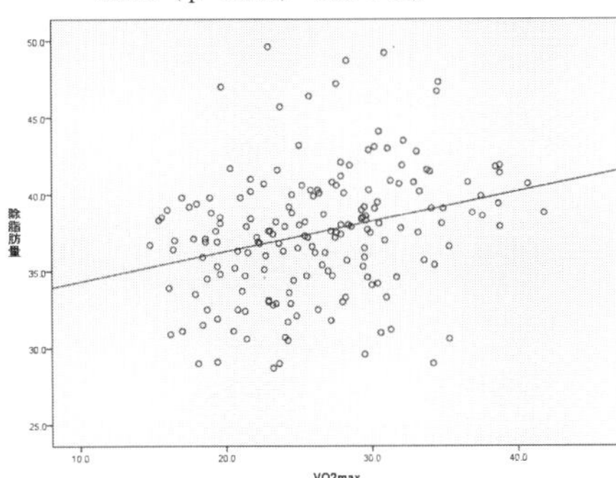

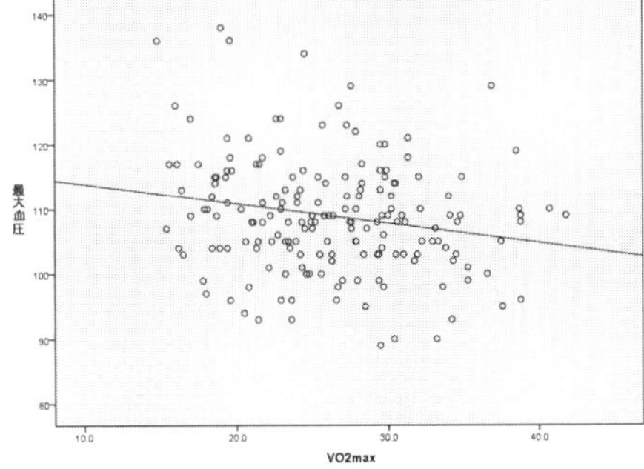

索　引

〔編著者〕

角野　猛（すみの　たけし）	元東都大学管理栄養学部教授	第3章1 1～7
岸本　満（きしもと　みちる）	名古屋学芸大学管理栄養学部教授	第3章5

〔著　者〕（五十音順）

青地　克頼（あおち　かつより）	聖徳大学人間栄養学部教授	第4章1～5
伊藤　央奈（いとう　てるな）	郡山女子大学家政学部准教授	第1章2
伊藤　勇貴（いとう　ゆうき）	名古屋学芸大学管理栄養学部講師	第1章1・第4章6 1～6(1)～(3)
近藤　浩代（こんどう　ひろよ）	名古屋女子大学健康科学部准教授	第2章
須崎　尚（すさき　ひさし）	名古屋栄養専門学校校長	第1章1・第4章6 6(4)
林原　好美（はやしばら　よしみ）	常葉大学健康プロデュース学部准教授	第3章3 4
細田　晃文（ほそだ　あきふみ）	名城大学農学部准教授	第3章1 8～11・2

新版　公衆衛生学実験・実習

2011年（平成23年）4月30日　初版発行～第9刷
2022年（令和4年）5月10日　新版発行
2022年（令和4年）9月30日　新版第2刷発行

編著者　角野　猛
　　　　岸本　満
発行者　筑紫和男
発行所　株式会社 建帛社 KENPAKUSHA

〒112-0011　東京都文京区千石4丁目2番15号
TEL（03）3944－2611
FAX（03）3946－4377
https://www.kenpakusha.co.jp/

ISBN 978-4-7679-0711-6　C3077　　中和印刷／プロケード
Printed in Japan